U0363384

汉竹编著·健康爱家系列

经络穴位

快速记忆

查炜／主编

江苏凤凰科学技术出版社
全国百佳图书出版单位
·南京·

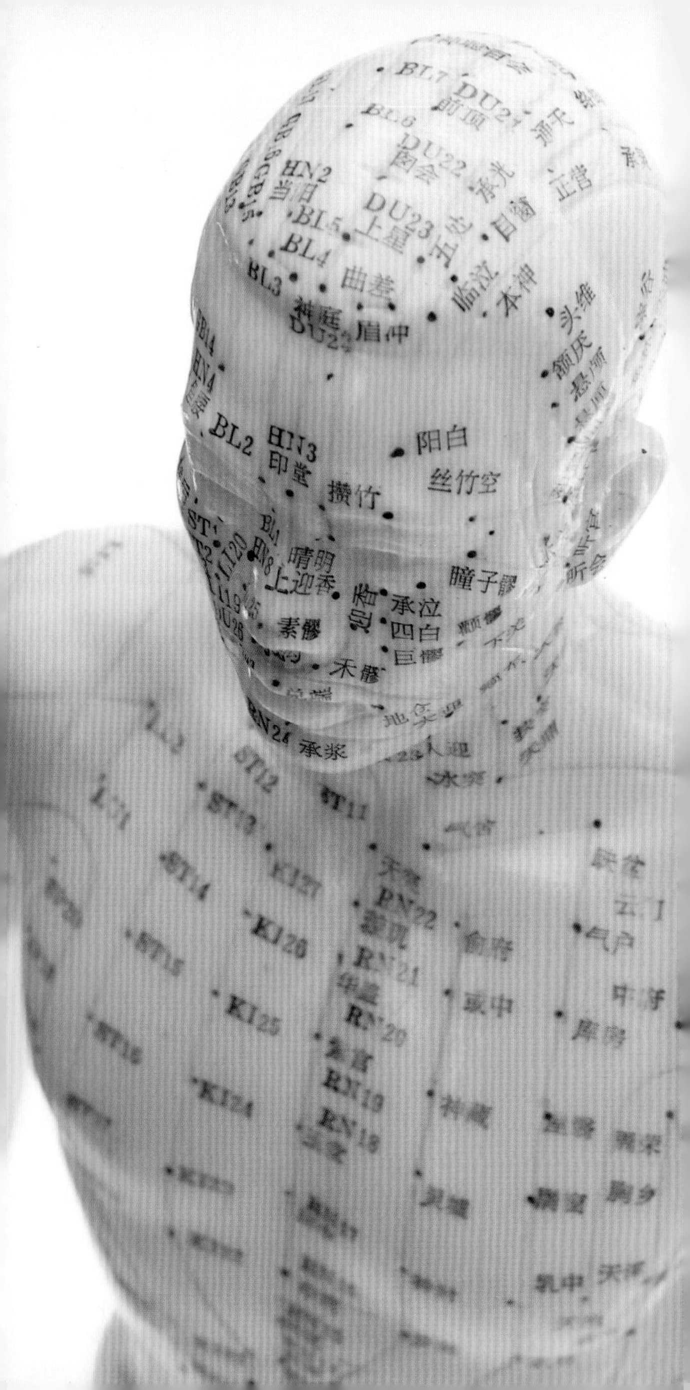
BL7
DU21
前顶
通天
BL6
DU22
囟会
承光
正营
HN2
当阳
DU23
上星
BL5
五处
目窗
BL4
曲差
BL3
临泣
本神
神庭
眉冲
头维
颔厌
阳白
BL2
HN3
印堂
丝竹空
攒竹
晴明
上迎香
瞳子髎
承泣
素髎
四白
巨髎
禾髎
地仓
RN24
承浆

导读

穴位那么多，连名称都记不住，该如何找准位置呢？

感冒、头痛、牙痛、发热等症状，按揉哪些穴位可以缓解呢？

手心的劳宫穴，脚心的涌泉穴，这样的穴位如何找得又快又准，按摩它们有什么作用呢？

......

别着急，这些你关心的问题，你想问的问题，本书会给出答案。

本书介绍的经络穴位涵盖了十二正经、任督二脉、经外奇穴，真人图、骨骼图、肌肉图，三图合一，一张图教你找准穴位。本书教你用巧妙的方法快速取穴，好记更好用。同时，本书将穴位的取穴方法和主治功效融合在一起，让你既能找准穴位，又能了解到穴位的作用。

目录
CONTENTS

第一章 快速有效取穴法

穴位是人体脏腑、经络之气输注于体表的特殊部位，是疾病的反映点，也是治疗疾病的刺激点。依照人体全身骨节为标志，如何快速、精准地定位穴位，跟着本章来学习吧。

体表固定标志定位

体表解剖标志定位法以体表解剖学的各种体表标志为依据来确定穴位，可分为固定标志和活动标志两种。

固定标志：如骨骼、肌肉所形成的凸起、凹陷、五官、发际、指（趾）甲、乳头、脐窝等可作为取穴标志。如两眉间取印堂，两乳头间取膻中，腓骨头（位于小腿外侧部）前下方取阳陵泉。

活动标志：如各部位的关节、肌腱、肌肉、皮肤在活动过程中出现的空隙、凹陷、皱纹、尖端等。如屈肘时在肘横纹外侧端凹陷处取曲池，张口时在耳屏前缘凹陷处取听宫。

简便取穴法

简便取穴法是临床上常用的一种简便易行的取穴法，虽然不适用所有的穴位，但是操作方便，容易记忆。

例如：

风市：直立垂手，手掌并拢伸直，中指尖处即是。

列缺：两手虎口相交，一只手食指压在另一只手桡骨茎突上，食指指尖到达处即是。

百会：两耳尖与头正中线相交处，按压有凹陷处即是。

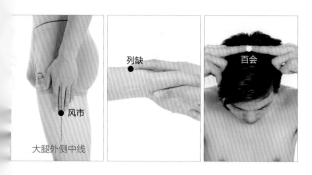

劳宫：握拳，中指指尖压在掌心的第一横纹处即是。

合谷：以一只手拇指指间横纹对准另一只手拇、食指之间的指蹼，指尖点到处即是。

血海：屈膝 90°，手掌伏于膝盖上，拇指与其他四指成 45°，拇指指尖处即是。

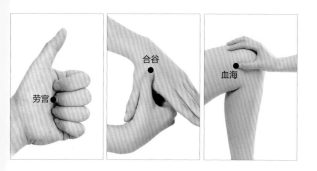

"骨度"折量定位法

"骨度"折量定位法，又称"骨度分寸法"，是指将全身各部位以骨节为主要标志规定其长短，并依其比例折算作为定穴的标准。按照此种方法，不论男女、老少、高矮、胖瘦，折量的分寸都是一样的，从而很好地解决了在不同人身上定穴的难题。

部位	起止点	折量（寸）	度量法
头面部	前发际正中 → 后发际正中	12	直寸
	眉间（印堂）→ 前发际正中	3	直寸
	两额角发际（头维）之间	9	横寸
	耳后两乳突（完骨）之间	9	横寸
胸腹胁部	胸骨上窝（天突）→ 剑胸结合中点（歧骨）	9	直寸
	剑胸结合中点（歧骨）→ 脐中	8	直寸
	脐中 → 耻骨联合上缘（曲骨）	5	直寸
	两乳头之间	8	横寸
	两肩胛骨喙突内侧缘之间	12	横寸
背腰部	肩胛骨内侧缘 → 后正中线	3	横寸
上肢部	腋前、后纹头 → 肘横纹（平尺骨鹰嘴）	9	直寸
	肘横纹（平尺骨鹰嘴）→ 腕掌（背）侧远端横纹	12	直寸
下肢部	耻骨联合上缘 → 髌底	18	直寸
	髌底 → 髌尖	2	直寸
	髌尖（膝中）→ 内踝尖 15 寸（胫骨内侧髁下方（阴陵泉）至内踝尖为 13 寸）	15	直寸
	股骨大转子 → 腘横纹（平髌尖）	19	直寸
	臀沟 → 腘横纹	14	直寸
	腘横纹（平髌尖）→ 外踝尖	16	直寸
	内踝尖 → 足底	3	直寸

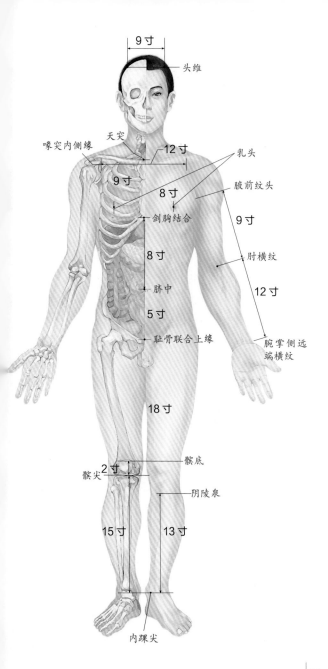

9寸
头维
天突
喉突内侧缘
12寸
乳头
9寸
腋前纹头
8寸
剑胸结合
9寸
8寸
肘横纹
脐中
5寸
12寸
耻骨联合上缘
腕掌侧远端横纹
18寸
髌底
2寸
髌尖
阴陵泉
15寸
13寸
内踝尖

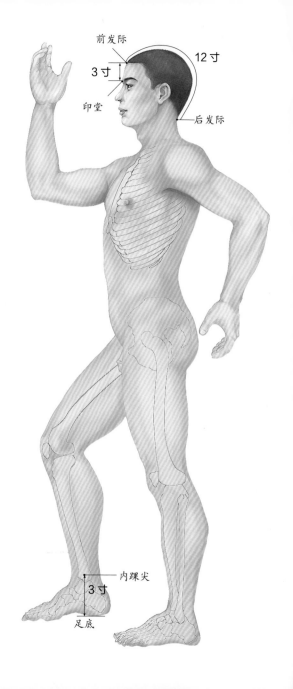

前发际

12寸

3寸

印堂

后发际

内踝尖

3寸

足底

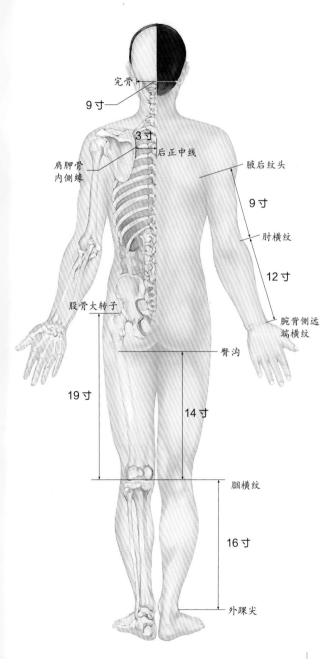

完骨

9寸

3寸

后正中线

肩胛骨
内侧缘

腋后纹头

9寸

肘横纹

12寸

腕背侧远
端横纹

股骨大转子

臀沟

19寸

14寸

腘横纹

16寸

外踝尖

第二章 手太阴肺经

手太阴肺经是十二经脉循行的起始经脉，经脉的循行与肺脏相连，并向下与大肠相联络。所以，肺与大肠是相表里的脏腑。肺脏在五脏六腑中位置最高，呈圆锥形，其叶下垂，很像战国时期马车的伞盖，因此有"五脏六腑之华盖"之称。

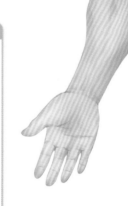

云门 LU2

定位： 在胸部，锁骨下窝凹陷中，肩胛骨喙突内缘，前正中线旁开6寸。

功效： 止咳平喘，清肺理气，泻四肢热。主治咳嗽，气喘，胸痛，肩痛，胁痛。

经络知识 快速记

《黄帝内经》中说，
寅时（3:00~5:00）

经脉气血循行流注至肺经，有肺病的人经常会在此时醒来，这是气血不足的表现。上午9:00~11:00足太阴脾经当令的时段，它是肺经的同名经，在这个时段按摩足太阴脾经，也可起到养肺的作用。

肺经禁忌

拍打该经循行部位时，不可用力过度，不要在寅时拍打或按摩，以免影响睡眠。

轻度拍打是补气，而用力过猛的话，就会"泻"气。因此，每次轻轻拍打1~3分钟即可。

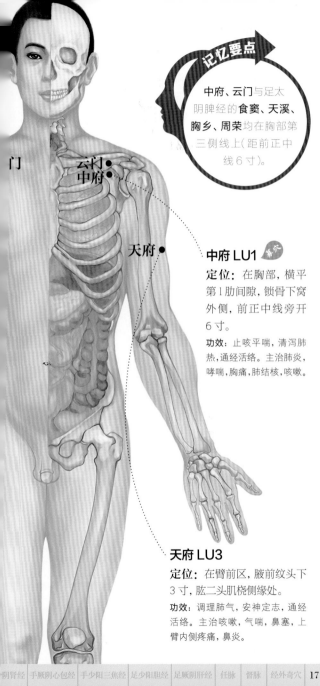

中府、云门与足太阴脾经的**食窦**、**天溪**、**胸乡**、**周荣**均在胸部第三侧线上（距前正中线6寸）。

门

云门●

中府●

天府●

中府 LU1

定位： 在胸部，横平第1肋间隙，锁骨下窝外侧，前正中线旁开6寸。

功效： 止咳平喘，清泻肺热，通经活络。主治肺炎，哮喘，胸痛，肺结核，咳嗽。

天府 LU3

定位： 在臂前区，腋前纹头下3寸，肱二头肌桡侧缘处。

功效： 调理肺气，安神定志，通经活络。主治咳嗽，气喘，鼻塞，上臂内侧疼痛，鼻炎。

手太阴肺经主治证候

喉、胸、肺病以及经脉循行部位的其他病症，如咳嗽、气喘、咯血、伤风、胸部胀满、咽喉肿痛及手臂内侧前缘痛、肩背疼痛等。

孔最

拇短伸肌

桡骨茎突

列缺

腕横纹

列缺 LU7

八脉交会穴 络穴

定位： 在前臂，腕掌侧远端横纹上1.5 寸，拇短伸肌腱与拇长展肌腱之间，拇长展肌腱沟的凹陷中。

功效： 止咳平喘，通经活络，利水通淋。主治偏、正头痛，颈项僵硬，落枕，咽喉痛。

（手臂内侧）

列缺

两手虎口相交

尺泽

快速取穴

列缺： 两手虎口相交，一只手食指压另一只手桡骨茎突上，食指指尖到达处即是。

尺泽： 先找到肱二头肌肌腱，在其桡侧的肘横纹中取穴即是。

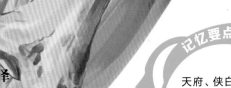

孔最 LU6

定位： 在前臂前区，腕掌侧远端横纹上7寸，尺泽与太渊连线上。

功效： 清热止血，润肺理气。主治气管炎，咳嗽，咯血，咽喉肿痛，肘臂痛，痔疮。

侠白 LU4

定位： 在臂前区，腋前纹头下4寸，肱二头肌桡侧缘处。

功效： 止咳平喘，宣肺理气，宽胸和胃。主治咳嗽，气喘，干呕，肋间神经痛。

尺泽 LU5

定位： 在肘区，肘横纹上，肱二头肌腱桡侧缘凹陷中。

功效： 清泻肺热，通络止痛。主治气喘，热病，呕吐，咽喉肿痛，肘臂痉挛疼痛。

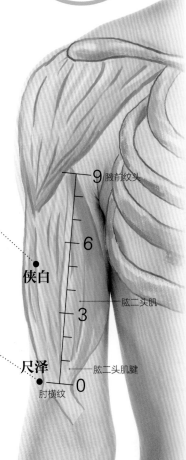

9 腋前纹头

6

侠白

肱二头肌

3

尺泽

肱二头肌腱

0

肘横纹

足少阴肾经 | 手厥阴心包经 | 手少阳三焦经 | 足少阳胆经 | 足厥阴肝经 | 任脉 | 督脉 | 经外奇穴 | **19**

太渊与大陵、神门均在腕横纹上；少商与商阳、关冲、少冲、少泽均在指甲角旁。

鱼际 LU10

定位： 在手外侧，第1掌骨桡侧中点赤白肉际处。

功效： 清热利咽，止咳平喘，通经活络。主治咳嗽，咯血，发热，咽喉肿痛，失音。

手舟骨　　拇长展肌

经渠

●少商　　　鱼际●　　●太渊

腕横纹

少商 LU11 井穴

定位： 在手指，拇指末节桡侧，指甲根角侧上方 0.1 寸（指寸）。

功效： 解表清热，通利咽喉，苏厥开窍。主治小儿惊风，热病，中暑，呕吐。

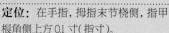

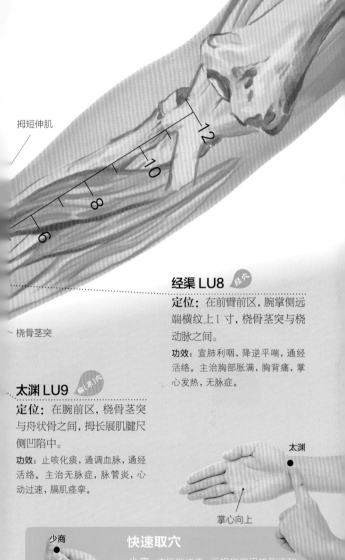

拇短伸肌

12

10

8

6

桡骨茎突

经渠 LU8 经穴

定位： 在前臂前区，腕掌侧远端横纹上1寸，桡骨茎突与桡动脉之间。

功效： 宣肺利咽，降逆平喘，通经活络。主治胸部胀满，胸背痛，掌心发热，无脉症。

太渊 LU9 输穴;原穴

定位： 在腕前区，桡骨茎突与舟状骨之间，拇长展肌腱尺侧凹陷中。

功效： 止咳化痰，通调血脉，通经活络。主治无脉症，脉管炎，心动过速，膈肌痉挛。

太渊

掌心向上

少商

快速取穴

少商： 将拇指伸直，沿拇指指甲桡侧缘和下缘各作一切线，两线交点处即是。

太渊： 掌心向上，腕横纹外侧摸到桡动脉，其外侧即是。

第三章 手阳明大肠经

手阳明大肠经在食指与手太阴肺经衔接，联系的脏腑器官有口、下齿、鼻，属大肠，络肺，在鼻旁与足阳明胃经相接。大肠经对淋巴系统有自然保护功能，经常刺激可增强人体免疫力，防止淋巴结核病的生成，因此可以说它是人体淋巴系统的保护神。

经学歌诀 快速记

二十大肠起商阳，二间三间合谷藏，
阳溪偏历温溜济，下廉上廉三里长，
曲池肘髎五里近，臂臑肩髃巨骨当，
天鼎扶突禾髎接，鼻旁五分迎香列。

经络知识 快速记

《黄帝内经》中说，

卯时（5:00~7:00）

大肠经最旺，大肠蠕动，能排出毒物渣滓。肺与大肠相表里，肺将充足的新鲜血液布满全身，紧接着促使大肠进入兴奋状态，完成吸收食物中的水分和营养、排出渣滓的过程。最好养成清晨起床后排便的习惯。晨起一杯温水，可稀释血液，有防止血栓形成的作用。

大肠经禁忌

孕妇不适宜按摩合谷，也不适宜针灸，特别是怀孕后期，否则会对胎儿不利。

有文献记载，孕妇针刺合谷可能导致流产。

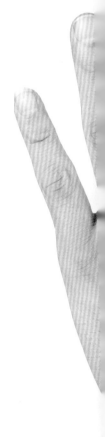

商阳 LI1

定位： 在手指，食指末节桡侧，指甲根角侧上方 0.1 寸(指寸)。

功效： 清热解表，苏厥开窍。主治咽喉肿痛，昏厥，热病，齿痛。

记忆要点

商阳与少商、关冲、少冲、少泽均在手指甲角旁。

● **商阳**

二间 LI2

定位： 在手指，第 2 掌指关节桡侧远端赤白肉际处。

功效： 清热泻火，解表利咽。主治牙痛，咽喉肿痛，鼻出血，目痛，腹胀。

● **二间**

● **三间**

三间 LI3

定位： 在手背，第 2 掌指关节桡侧近端凹陷中。

功效： 泻热止痛，利咽。主治齿痛，咽喉肿痛，身热胸闷，痔疮，哮喘。

上廉 LI9

定位： 在前臂，肘横纹下 3 寸，阳溪与曲池连线上。

功效： 调理肠胃，通经活络。主治腹痛、腹胀、肠鸣，上肢不遂。

下廉 LI8

定位： 在前臂，肘横纹下 4 寸，阳溪与曲池连线上。

功效： 调理肠胃，通经活络。主治眩晕、腹痛、上肢不遂，手肘肩无力。

● 曲池

● 上廉

● 下廉

● 温溜

12 ← 肘横纹

10

8

6

手阳明大肠经主治证候

头面、五官、咽喉病，热病及经脉循行部位的其他病症，如口干、鼻塞、齿痛、颈肿、面瘫、面瘫、腹痛、肠鸣、泄泻、便秘、痢疾等。

温溜 LI7 特效

定位： 在前臂，腕背侧远端横纹上 5 寸，阳溪与曲池连线上。

功效： 清热理气。主治寒热头痛、面赤面肿、口舌痛、肩背疼痛。

记忆要点

第 2 掌指关节前方为二间，其后方为三间；阳溪与阳背横纹交点为阳溪，阳合均位于腕背横纹上。

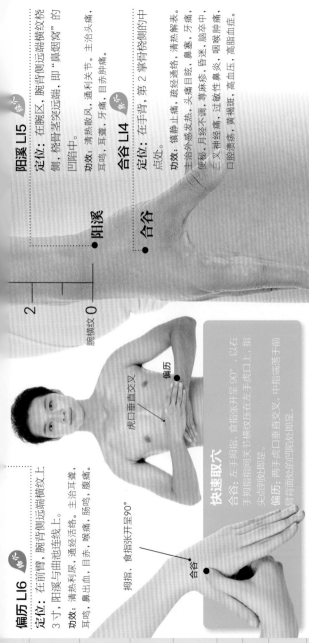

阳溪 LI5 经穴

定位： 在腕区，腕背侧远端横纹桡侧，桡骨茎突远端，即"鼻烟窝"的凹陷中。

功效： 清热散风，通利关节。主治头痛、耳鸣、耳聋、牙痛、目赤肿痛。

合谷 LI4 原穴

定位： 在手背，第 2 掌背侧缘的中点处。

功效： 镇静止痛，疏经通络，清热解表。主治外感发热、头痛目眩、鼻塞、牙痛、便秘、月经不调、荨麻疹、过敏性鼻炎、咽喉肿痛、三叉神经痛、黄褐斑、高血压、高脂血症、口腔溃疡、晕迷、脑卒中、昏迷、口眼㖞斜。

偏历 LI6 络穴

定位： 在前臂，腕背侧远端横纹上 3 寸，阳溪与曲池连线上。

功效： 清热利尿，通经活络。主治耳鸣、鼻出血、目赤、喉痛、肠鸣、腹痛。

快速取穴

合谷： 左手拇指、食指张开呈 90°，以右手拇指指间关节横纹压在左手虎口上，指尖点到处即是。

偏历： 两手虎口垂直交叉，中指端落在手前臂背面处的凹陷处即是。

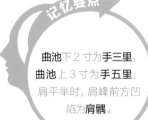

记忆要点

曲池下 2 寸为**手三里**，
曲池上 3 寸为**手五里**；
肩平举时，肩峰前方凹
陷为**肩髃**。

肩髃 LI15

定位： 在三角肌区，肩峰外侧缘前端与肱骨大结节之间凹陷中。

功效： 疏经活络，疏散风热。主治肩臂疼痛，肩周炎，上肢不遂。

臂臑 LI14

定位： 在臂部，曲池上 7 寸，三角肌前缘处。

功效： 清热明目，通络止痛。主治眼部疾病，手臂肿痛，上肢不遂，肩周炎。

手五里 LI13

定位： 在臂部，肘横纹上 3 寸，曲池与肩髃连线上。

功效： 理气散结，疏经活络。主治肩周炎，手臂肿痛，上肢不遂，疟疾。

肘髎 LI12

定位： 在肘区，肱骨外上髁上缘，髁上嵴的前缘。

功效： 舒筋活络。主治肩臂肘疼痛，上肢麻木，拘挛。

三角肌

臂臑

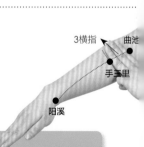

3横指　　曲池
手三里
阳溪

快速取穴

臂臑：屈肘紧握拳，使三角肌隆起，三角肌下端偏内侧，按压有酸胀感即是。

手三里：先找到曲池穴、阳溪穴，两者连线，曲池穴向下 3 横指即是。

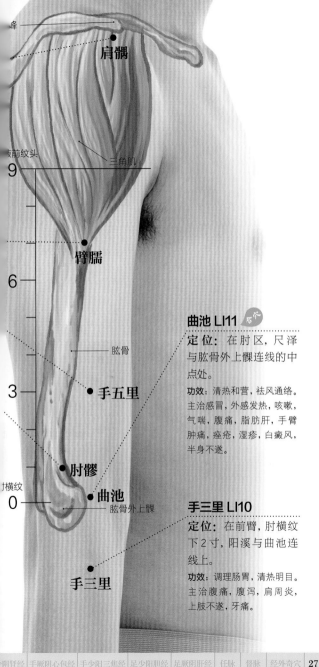

峰

肩髃

腋前纹头

9 三角肌

臂臑

6

肱骨

曲池 Ll11 名穴

定位：在肘区，尺泽
与肱骨外上髁连线的中
点处。

手五里

功效：清热和营，祛风通络。
主治感冒，外感发热，咳嗽，
气喘，腹痛，脂肪肝，手臂
肿痛，痤疮，湿疹，白癜风，
半身不遂。

肘髎

横纹

0 曲池

肱骨外上髁

手三里 Ll10

定位：在前臂，肘横纹
下 2 寸，阳溪与曲池连
线上。

手三里

功效：调理肠胃，清热明目。
主治腹痛，腹泻，肩周炎，
上肢不遂，牙痛。

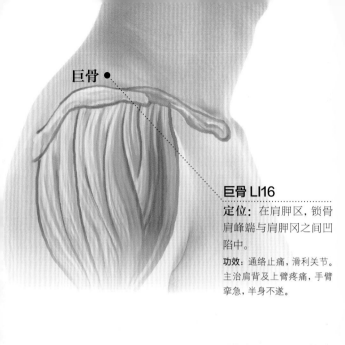

巨骨 ●

巨骨 LI16

定位： 在肩胛区，锁骨肩峰端与肩胛冈之间凹陷中。

功效： 通络止痛，滑利关节。主治肩背及上臂疼痛，手臂挛急，半身不遂。

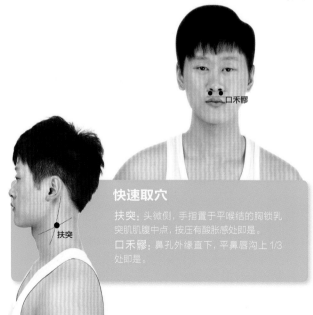

口禾髎

快速取穴

扶突： 头微侧，手指置于平喉结的胸锁乳突肌肌腹中点，按压有酸胀感处即是。

口禾髎： 鼻孔外缘直下，平鼻唇沟上 1/3 处即是。

扶突

迎香 LI20

定位： 在面部，鼻翼外缘中点旁，鼻唇沟中。

功效： 祛风通络，理气止痛。主治鼻塞，过敏性鼻炎，鼻出血，面神经麻痹，黄褐斑，酒糟鼻。

口禾髎 LI19

定位： 在面部，横平人中沟上1/3与下2/3交点，鼻孔外缘直下。

功效： 祛风清热，牵正通窍。主治鼻塞流涕，鼻出血，口歪。

扶突 LI18

定位： 在胸锁乳突肌区，横平喉结，胸锁乳突肌的前、后缘中间。

功效： 利咽消肿，理气降逆。主治咳嗽，气喘，咽喉肿痛，打嗝。

天鼎 LI17

定位： 在颈部，横平环状软骨，胸锁乳突肌后缘。

功效： 利喉清咽，理气散结。主治咳嗽，气喘，咽喉肿痛，扁桃体炎，梅核气，瘰疬。

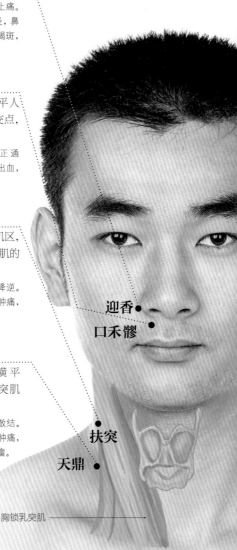

迎香 ●
口禾髎 ●
扶突 ●
天鼎 ●
胸锁乳突肌 —————

第四章 足阳明胃经

足阳明胃经在鼻旁与手阳明大肠经衔接，联系的脏腑器官有鼻、目、上齿、口唇、喉咙和乳房，属胃，络脾，在足大趾与足太阴脾经相接。胃是气血生成的地方，而气血是人体最基本的保障，所以胃经是人体的后天之本，想健康长寿，想通体康泰，就不要忘了打通胃经，让它时时保持通畅旺盛。

经学歌诀 快速记

四十五穴足阳明，承泣四白巨髎经，地仓大迎下颊车，
下关头维对人迎，水突气舍连缺盆，气户库房屋翳寻，
膺窗乳中下乳根，不容承满与梁门，关门太乙滑肉门，
天枢外陵大巨存，水道归来气冲次，髀关伏兔走阴市，
梁丘犊鼻足三里，上巨虚连条口行，下巨虚下有丰隆，
解溪冲阳陷谷同，内庭厉兑阳明穴，大指次指之端终。

经络知识 快速记

《黄帝内经》中说，
辰时（7：00~9：00）

胃经最旺。吃早餐，补充能量胃肠安。人在此时段吃早餐最容易消化，吸收也最好。早餐可安排温和养胃的食品，过于燥热的食品容易引起胃火盛，出现嘴唇干裂、唇疮等问题。饭后 1 小时循按胃经是一个不错的选择，这样可以启动人体的"发电系统"，调节人体的胃肠功能。

胃经禁忌

过于燥热的食品容易引起胃火盛，引发嘴唇干裂等问题。
也要尽量避免胃寒，以免影响保养效果。

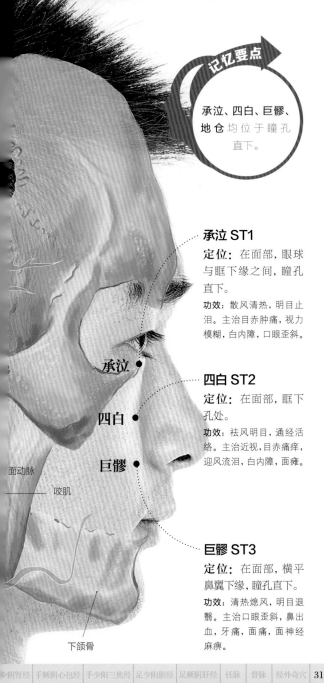

承泣、四白、巨髎、地仓均位于瞳孔直下。

承泣 ST1

定位： 在面部，眼球与眶下缘之间，瞳孔直下。

功效： 散风清热，明目止泪。主治目赤肿痛，视力模糊，白内障，口眼歪斜。

四白 ST2

定位： 在面部，眶下孔处。

功效： 祛风明目，通经活络。主治近视，目赤痛痒，迎风流泪，白内障，面瘫。

巨髎 ST3

定位： 在面部，横平鼻翼下缘，瞳孔直下。

功效： 清热熄风，明目退翳。主治口眼歪斜，鼻出血，牙痛，面痛，面神经麻痹。

承泣
四白
巨髎

面动脉
咬肌

下颌骨

足阳明胃经主治证候

胃肠病，头面、目、鼻、口、齿痛，神志病及经脉循行部位的其他病症，如胃胀、腹胀、水肿、咽喉肿痛、鼻出血、胸胁部疼痛等。

记忆要点

大迎 在咬肌前缘，**颊车** 在咬肌隆起处，**下关** 在颧弓下缘，**头维** 与神庭、眉冲、曲差、头临泣、本神均在一直线上。

颞下颌关节

下关 ST7

定位： 在面部，颧弓下缘中央与下颌切迹之间凹陷中。

功效： 消肿止痛，聪耳通络。主治牙痛，口眼歪斜，面痛，耳鸣。

颊车 ST6

定位： 在面部，下颌角前上方1横指（中指）。

功效： 祛风清热，开关通络。主治口眼歪斜，牙关紧闭，牙痛，面部痉挛。

人迎 ST9

定位： 在颈部，横平喉结，胸锁乳突肌前缘，颈总动脉搏动处。

功效： 利咽散结，理气降逆。主治胸满气逆，咽喉肿痛，食欲不振，高血压。

人

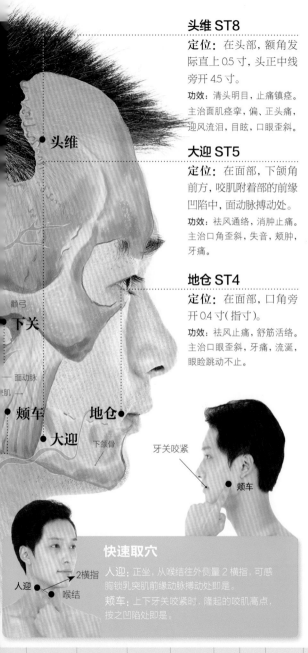

头维 ST8

定位： 在头部，额角发际直上 0.5 寸，头正中线旁开 4.5 寸。

功效： 清头明目，止痛镇痉。主治面肌痉挛，偏、正头痛，迎风流泪，目眩，口眼歪斜。

大迎 ST5

定位： 在面部，下颌角前方，咬肌附着部的前缘凹陷中，面动脉搏动处。

功效： 祛风通络，消肿止痛。主治口角歪斜，失音，颊肿，牙痛。

地仓 ST4

定位： 在面部，口角旁开 0.4 寸（指寸）。

功效： 祛风止痛，舒筋活络。主治口眼歪斜，牙痛，流涎，眼睑跳动不止。

头维

颧弓

下关

面动脉

肌

颊车

大迎

地仓

下颌骨

牙关咬紧

颊车

快速取穴

人迎： 正坐，从喉结往外侧量 2 横指，可感胸锁乳突肌前缘动脉搏动处即是。

颊车： 上下牙关咬紧时，隆起的咬肌高点，按之凹陷处即是。

2横指

人迎

喉结

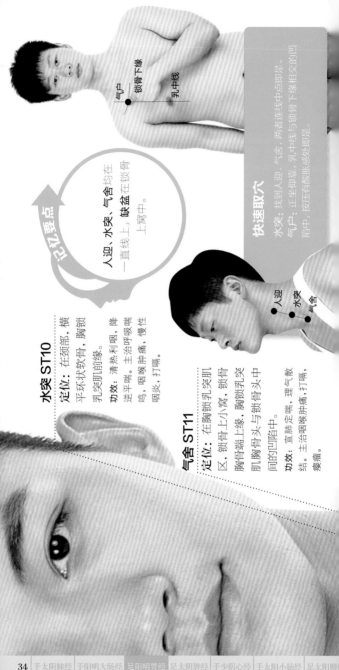

记忆要点

人迎、水突、气舍均在一直线上，缺盆在锁骨上窝中。

快速取穴

水突：找到人迎、气舍，两者连线中点即是。

气户：正坐仰靠，乳中线与锁骨下缘相交处的凹陷中，按压有酸胀感处即是。

气户

锁骨下缘

乳中线

人迎

水突

气舍

水突 ST10

定位：在颈部，横平环状软骨，胸锁乳突肌前缘。

功效：清热利咽，降逆平喘。主治呼吸喘鸣，咽喉肿痛，慢性咽炎，打嗝。

气舍 ST11

定位：在胸锁乳突肌区，锁骨上小窝，锁骨胸骨端上缘，胸锁乳突肌胸骨头与锁骨头间的凹陷中。

功效：宣肺定喘，理气散结。主治咽喉肿痛，打嗝，瘿瘤。

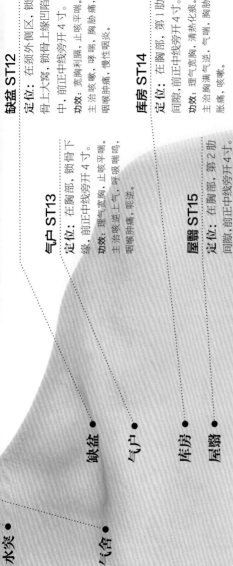

缺盆 ST12

定位： 在颈外侧区，锁骨上大窝，锁骨上缘凹陷中，前正中线旁开 4 寸。

功效： 宽胸利膈，止咳平喘。

主治 咳嗽，哮喘，胸胁痛，咽喉肿痛，慢性咽炎。

气户 ST13

定位： 在胸部，锁骨下缘，前正中线旁开 4 寸。

功效： 理气宽胸，止咳平喘。

主治 咳逆上气，呼吸喘鸣，咽喉肿痛，呃逆。

库房 ST14

定位： 在胸部，第 1 肋间隙，前正中线旁开 4 寸。

功效： 理气宽胸，清热化痰。

主治 气喘，胸肋胀痛，咳嗽。

屋翳 ST15

定位： 在胸部，第 2 肋间隙，前正中线旁开 4 寸。

功效： 消痈止痒，止咳化痰。

主治 乳痈，乳腺增生，胸满气逆，咳嗽。

水突 ●

气舍 ●

缺盆 ●

气户 ●

库房 ●

屋翳 ●

膺窗、乳中、乳根均在胸部第二侧线上，彼此相距一肋。不容、承满均在腹部第二侧线上，彼此相距1寸。

膺窗 ST16

定位： 在胸部，第3肋间隙，前正中线旁开4寸。

功效： 止咳宁喘，消肿清热。主治胸满气逆，呼吸喘鸣，咳嗽喘息，乳痈。

乳中 ST17

定位： 在胸部，乳头中央。

功效： 调气醒神。主治癫痫，女性产后乳少，乳痈。

乳根 ST18

定位： 在胸部，第5肋间隙，前正中线旁开4寸。

功效： 宣肺止咳，宽胸增乳。主治胸痛，胸闷，咳喘，女性乳汁不足，乳房肿痛。

不容 ST19

定位： 在上腹部，脐中上6寸，前正中线旁开2寸。

功效： 调中和胃，理气止痛。主治腹胀，胃痛，呕吐，食欲不振。

承满 ST20

定位： 在上腹部，脐中上5寸，前正中线旁开2寸。

功效： 理气和胃，降逆止呕。主治胃痛，呕吐，腹胀，胃十二指肠溃疡。

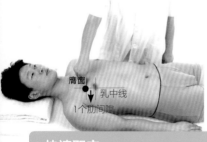

膺窗
乳中线
1个肋间隙

快速取穴

膺窗： 正坐或仰卧，从乳头沿垂直线向上推1个肋间隙，按压有酸胀感处即是。

不容： 仰卧，从肚脐向上两个4横指，再水平旁开3横指，按压有酸胀感处即是。

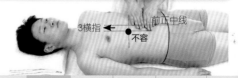

3横指 ← 前正中线
不容

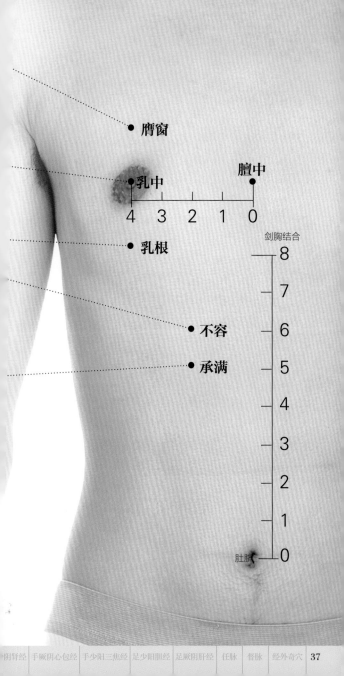

膺窗

乳中

膻中

4　3　2　1　0

剑胸结合

乳根

8

7

不容

6

承满

5

4

3

2

1

肚脐　0

膻中

乳中

剑胸结合

下8

梁门 ST21

定位: 在上腹部,脐中上4寸,前正中线旁开2寸。

功效: 和胃理气,健脾调中。主治胃痛、呕吐、腹胀、食欲不振、便溏、呕血。

关门 ST22

定位: 在上腹部,脐中上3寸,前正中线旁开2寸。

功效: 调理肠胃,利水消肿。主治肠鸣、腹胀、食欲不振、便秘、遗尿。

滑肉门 ST24

定位: 在上腹部,脐中上1寸,前正中线旁开2寸。

功效: 镇惊安神,和胃止吐。主治癫狂、胃痛、呕吐、腹胀、食欲不振、女性月经不调。

记忆要点

梁门、关门、太乙、滑肉门、天枢

均在腹部第二侧线上,彼此相距1寸。

太乙 ST23

定位: 在上腹部,脐中上2寸,前正中线旁开2寸。

功效: 清心安神,化痰和胃。主治癫狂、吐舌、胃痛、呕吐、腹胀、食欲不振。

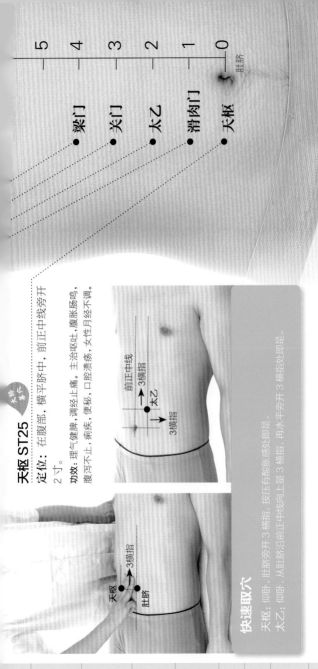

梁门

关门

太乙

滑肉门

天枢

肚脐

5 4 3 2 1 0

天枢 ST25

定位： 在腹部，横平脐中，前正中线旁开2寸。

功效： 理气健脾，调经止痛。主治呕吐，腹胀肠鸣，腹泻不止，痢疾，便秘，口腔溃疡，女性月经不调。

前正中线

3横指

太乙

3横指

天枢 3横指 肚脐

快速取穴

天枢：仰卧，肚脐旁开3横指，按压有酸胀感处即是。

太乙：仰卧，从肚脐沿前正中线向上量3横指，再水平旁开3横指处即是。

剑胸结合

8

7

6

5

4

3

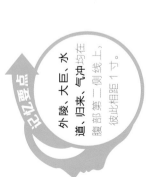

外陵 ST26
定位： 在下腹部，脐中下1寸，前正中线旁开2寸。

功效： 和胃化湿，理气止痛。主治胃痛、腹痛、腹胀、疝气、痛经。

大巨 ST27
定位： 在下腹部，脐中下2寸，前正中线旁开2寸。

功效： 调肠胃，固肾气。主治便秘、腹痛、遗精、早泄、阳痿、小便不利。

归来 ST29
定位： 在下腹部，脐中下4寸，前正中线旁开2寸。

功效： 活血化瘀，调经止痛。主治腹痛、不孕、闭经、阳痿、白带过多。

记忆要点

外陵、大巨、水道、归来、气冲均在腹部第二侧线上，彼此相距1寸。

水道 ST28
定位： 在下腹部，脐中下3寸，前正中线旁开2寸。

功效： 利水消肿，调经止痛。主治便秘、腹痛、小腹胀痛、痛经、膀胱炎。

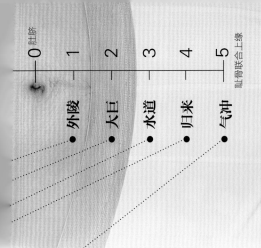

刻度标尺：

0 肚脐

1

2

3

4

5 耻骨联合上缘

外陵

大巨

水道

归来

气冲

气冲 ST30

定位： 在腹股沟区，耻骨联合上缘，前正中线旁开 2 寸，动脉搏动处。

功效： 调经血，舒宗筋，理气止痛，主治阴痿、疝气、不孕、腹痛，女性月经不调。

快速取穴

大巨：仰卧，从肚脐沿前正中线向下量 3 横指，再水平旁开 3 横指处即是。

归来：仰卧，从耻骨联合上缘沿前正中线向上量 1 横指，再水平旁开 3 横指处即是。

（图中标注：前正中线、3 横指、1 横指、归来、耻骨联合、3 横指、肚脐、大巨、前正中线）

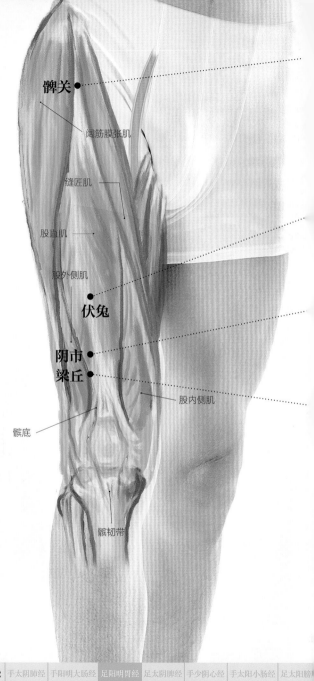

髀关 •

阔筋膜张肌

缝匠肌

股直肌

股外侧肌

• 伏兔

阴市 •
梁丘 •

股内侧肌

髌底

髌韧带

髀关 ST31

定位： 在股前区，股直肌近端、缝匠肌与阔筋膜张肌3条肌肉之间凹陷中。

功效： 强腰膝，通经活络。主治腰膝疼痛，下肢酸软麻木，膝寒。

记忆要点

均在髂前上棘与髌底外侧端连线上，平臀横纹为**髀关**，髌底上6寸为**伏兔**，髌底上3寸为**阴市**，髌底上2寸为**梁丘**。

伏兔 ST32

定位： 在股前区，髌底上6寸，髂前上棘与髌底外侧端的连线上。

功效： 散寒化湿，疏通经络。主治腰膝疼痛，下肢酸软麻木，腹胀。

阴市 ST33

定位： 在股前区，髌底上3寸，股直肌肌腱外侧缘。

功效： 散寒除湿，理气止痛。主治腿膝冷痛，麻痹，下肢不遂，脚气，糖尿病。

梁丘 ST34

定位： 在股前区，髌底上2寸，股外侧肌与股直肌肌腱之间。

功效： 理气和胃，通经活络。主治胃痛，肠鸣腹泻，膝关节痛，乳肿痛。

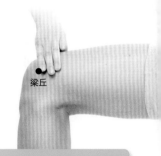

梁丘

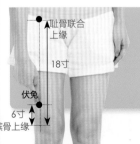

耻骨联合上缘

18寸

伏兔

6寸

髌骨上缘

快速取穴

伏兔：耻骨联合上缘与髌骨外缘连线上，髌骨上缘上6寸即是。

梁丘：坐位，下肢用力蹬直，髌骨外上缘上方凹陷正中处即是。

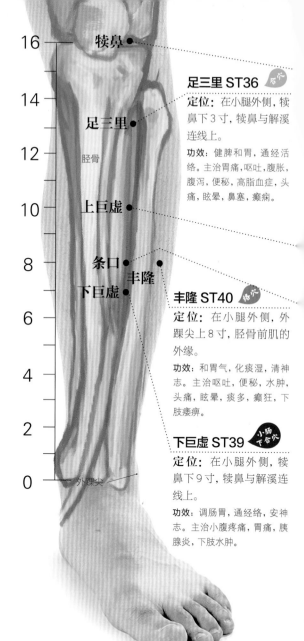

16

14

足三里

胫骨

12

10

上巨虚

8

条口
丰隆
下巨虚

6

4

2

0

外踝尖

犊鼻

足三里 ST36 合穴

定位：在小腿外侧，犊鼻下3寸，犊鼻与解溪连线上。

功效：健脾和胃，通经活络。主治胃痛，呕吐，腹胀，腹泻，便秘，高脂血症，头痛，眩晕，鼻塞，癫痫。

丰隆 ST40 络穴

定位：在小腿外侧，外踝尖上8寸，胫骨前肌的外缘。

功效：和胃气，化痰湿，清神志。主治呕吐，便秘，水肿，头痛，眩晕，痰多，癫狂，下肢痿痹。

下巨虚 ST39 小肠下合穴

定位：在小腿外侧，犊鼻下9寸，犊鼻与解溪连线上。

功效：调肠胃，通经络，安神志。主治小腹疼痛，胃痛，胰腺炎，下肢水肿。

犊鼻 ST35

定位: 在膝前区,髌韧带外侧凹陷中。

功效: 消肿止痛,通经活络。主治膝痛,腰痛,足跟痛,脚气。

记忆要点

犊鼻下3寸为**足三里**,再下3寸为**上巨虚**;**犊鼻**与**外踝尖**连线的中点为**丰隆**,**丰隆**内侧1寸为**条口**。

上巨虚 ST37

大肠下合穴

定位: 在小腿外侧,犊鼻下6寸,犊鼻与解溪连线上。

功效: 调和肠胃,通经活络。主治肠胃炎,腹泻,便秘,腹胀,高血压。

条口 ST38

定位: 在小腿外侧,犊鼻下8寸,犊鼻与解溪连线上。

功效: 理气和中,舒筋活络。主治肩背痛,小腿肿痛,胃肠疾病,脚气。

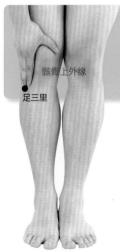

髌骨上外缘

足三里

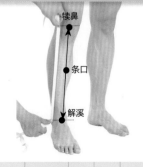

快速取穴

足三里:站位弯腰,同侧手虎口围住髌骨上外缘,余四指向下,中指指尖处即是。

条口:于犊鼻与解溪连线的中点取穴即是。

犊鼻

条口

解溪

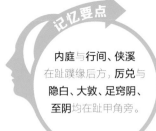

记忆要点

内庭与行间、侠溪 在趾蹼缘后方，厉兑与 隐白、大敦、足窍阴、 至阴均在趾甲角旁。

解溪 ST41

定位： 在踝区，踝关节前面中央凹陷中，拇长伸肌腱与趾长伸肌腱之间。

功效： 清胃化痰，镇惊安神，舒筋活络。主治面部水肿，腹胀，下肢肿痛，头痛，眩晕，癫狂。

冲阳 ST42

定位： 在足背，第2跖骨基底部与中间楔状骨关节处，可触及足背动脉。

功效： 和胃化痰，通络宁神。主治口眼歪斜，牙痛，足跗部胀痛。

陷谷 ST43

定位： 在足背，第2、3跖骨间，第2跖趾关节近端凹陷中。

功效： 清热解表，和胃止痛。主治慢性胃炎，面部水肿，腹痛，足背肿痛。

内庭 ST44

定位： 在足背，第2、3趾间，趾蹼缘后方赤白肉际处。

功效： 清胃泻火，理气止痛。主治腹痛，腹泻，牙痛，头面痛，咽喉肿痛。

厉兑 ST45

定位： 在足趾，第2趾末节外侧，趾甲根角侧旁开0.1寸（指寸）。

功效： 清热和胃，苏厥醒神，通经活络。主治晕厥，呕吐，胃痛，水肿，牙痛，足背肿痛。

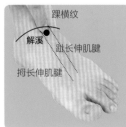

踝横纹
解溪
趾长伸肌腱
拇长伸肌腱

快速取穴

解溪：足背与小腿交界处的横纹中央凹陷处，足背两条肌腱之间即是。
内庭：足背第2、3趾之间，皮肤颜色深浅交界处即是。

内庭

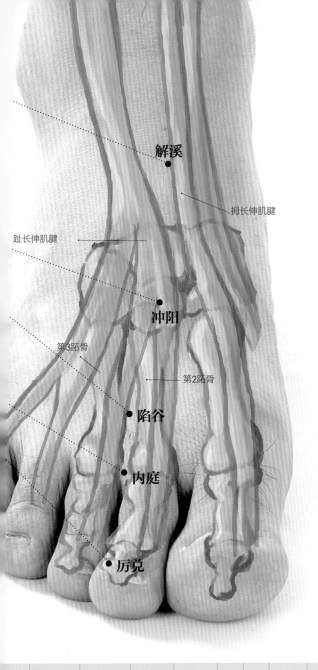

解溪

拇长伸肌腱

趾长伸肌腱

冲阳

第3跖骨

第2跖骨

陷谷

内庭

厉兑

第五章 足太阴脾经

足太阴脾经在足大趾与足阳明胃经相衔接，联系的脏腑器官有咽、舌，属脾，络胃，注心中，在胸部与手少阴心经相接。络脉从本经分出，走向足阳明胃经，进入腹腔，联络肠胃。脾气旺盛的人，面色红润，肌肉丰满，精力充沛。

足舟骨

记忆要点

第 1 跖趾关节前下方为**大都**；姆趾甲角旁为**隐白**；第 1 跖趾关节后下方为**太白**。

太白 SP3

定位： 在跖区，第 1 跖趾关节近端赤白肉际凹陷中。

功效： 清热化湿，健脾和胃。主治脾胃虚弱，胃痛，腹胀，腹痛，腰痛，肠鸣。

脾是消化、吸收、排泄的总调度，
又是人体血液的统领。

巳时(9:00~11:00)

脾经最旺，轮脾经值班，此时拍打刺激脾
经就是对脾最好的保养，且不要食用燥热
及辛辣刺激性食物，以免伤胃败脾。脾的
功能好，则消化吸收好，血液质量好，嘴
唇是红润的。唇白标志血气不足，唇暗、
唇紫标志寒入脾经。

{
脾经禁忌
孕妇不适宜按摩脾经
上的三阴交。
}

有文献记载，合按三阴交与合谷，可能会
导致流产。

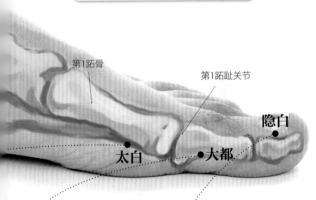

第1跖骨

第1跖趾关节

隐白

太白　●大都

大都 SP2

定位： 在足趾，第1跖趾关节
远端赤白肉际凹陷中。

功效： 健脾利湿，和胃镇惊。主治
腹胀，腹痛，呕吐，便秘，胃痛，小
儿惊风。

隐白 SP1

定位： 在足趾，大趾末节内侧，
趾甲根角侧后方 0.1 寸(指寸)。

功效： 调经统血，健脾宁神。主治
月经过多，崩漏，腹胀，便血，脑卒
中，昏迷。

足太阴脾经主治证候

胃病、妇科、前阴病及经脉循行部位的其他病症，如腹胀、便溏、下痢、胃脘痛、嗳气、身重无力、舌根强痛、下肢内侧肿胀等。

记忆要点

第1跖骨基底前下方为**公孙**，内踝前下方为**商丘**；内踝尖上3寸为**三阴交**，再上3寸为**漏谷**，再上4寸为**地机**。

快速取穴

商丘：足内踝前下方凹陷处即是。
三阴交：正坐或仰卧，胫骨内侧面后缘，内踝尖直上4横指即是。

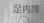
足内踝
商丘

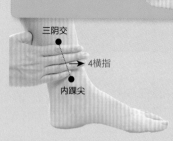
三阴交
4横指
内踝尖

商丘 SP5 经穴

定位：在踝区，内踝前下方，舟骨粗隆与内踝尖连线中点的凹陷中。

功效：健脾化湿，通调肠胃。主治腹胀，肠鸣，痔疮，两足无力，足踝痛。

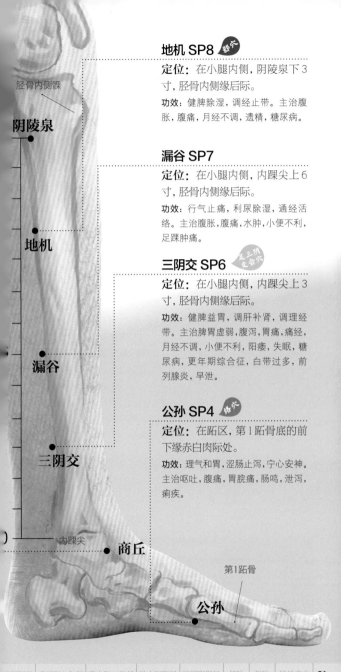

地机 SP8 郄穴

定位: 在小腿内侧,阴陵泉下 3 寸,胫骨内侧缘后际。

功效: 健脾除湿,调经止带。主治腹胀,腹痛,月经不调,遗精,糖尿病。

漏谷 SP7

定位: 在小腿内侧,内踝尖上 6 寸,胫骨内侧缘后际。

功效: 行气止痛,利尿除湿,通经活络。主治腹胀,腹痛,水肿,小便不利,足踝肿痛。

三阴交 SP6 足三阴交会穴

定位: 在小腿内侧,内踝尖上 3 寸,胫骨内侧缘后际。

功效: 健脾益胃,调肝补肾,调理经带。主治脾胃虚弱,腹泻,胃痛,痛经,月经不调,小便不利,阳痿,失眠,糖尿病,更年期综合征,白带过多,前列腺炎,早泄。

公孙 SP4 络穴

定位: 在跖区,第 1 跖骨底的前下缘赤白肉际处。

功效: 理气和胃,涩肠止泻,宁心安神。主治呕吐,腹痛,胃脘痛,肠鸣,泄泻,痢疾。

胫骨内侧髁

阴陵泉

地机

漏谷

三阴交

内踝尖

商丘

第 1 跖骨

公孙

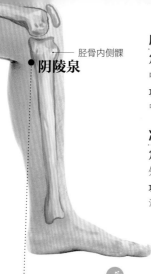

胫骨内侧髁

● **阴陵泉**

府舍 SP13

定位： 在下腹部，脐中下 4.3 寸，前正中线旁开 4 寸。

功效： 健脾理气，散结止痛。主治腹痛，腹中肿块，吐泻，疝气。

冲门 SP12

定位： 在腹股沟区，腹股沟斜纹中，髂外动脉搏动处的外侧。

功效： 行气调经，健脾利湿，理气解痉。主治腹痛，腹胀，小便不利，妊娠浮肿，崩漏。

箕门 SP11

定位： 在股前区，髌骨内侧端与冲门穴的连线上 1/3 与下 2/3 的交点处。

功效： 健脾渗湿，通利下焦。主治两股生疮，阴囊湿痒，小便不利，遗尿。

阴陵泉 SP9

定位： 在小腿内侧，胫骨内侧髁下缘与胫骨内侧缘之间的凹陷中。

功效： 清利湿热，健脾理气，益肾调经，通经活络。主治腹痛，膝痛，水肿，遗尿，脑卒中，失眠。

血海 SP10

定位： 在股前区，髌底内侧端上 2 寸，股内侧肌隆起处。

功效： 调经统血，健脾化湿。主治腹胀，月经不调，痛经，荨麻疹，贫血，白癜风。

● 血海

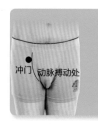

冲门　动脉搏动处

快速取穴

冲门：腹股沟外侧可摸到动脉搏动，搏动外侧按压有酸胀感处即是。

血海：屈膝 90°，手掌伏于膝盖骨上，拇指与其余四指成 45°，拇指尖处即是。

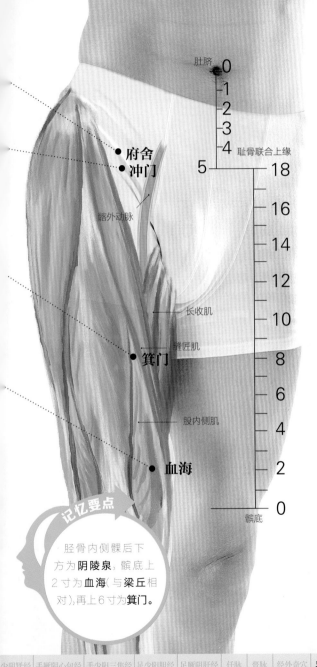

肚脐 **0**

—1

—2

—3

—4 耻骨联合上缘

5 —— **18**

● **府舍**

● **冲门**

髂外动脉

—16

—14

—12

长收肌 —10

缝匠肌

● **箕门** —8

—6

股内侧肌 —4

● **血海** —2

—0

髌底

记忆要点

胫骨内侧髁后下
方为**阴陵泉**，髌底上
2寸为**血海**（与梁丘相
对），再上6寸为**箕门**。

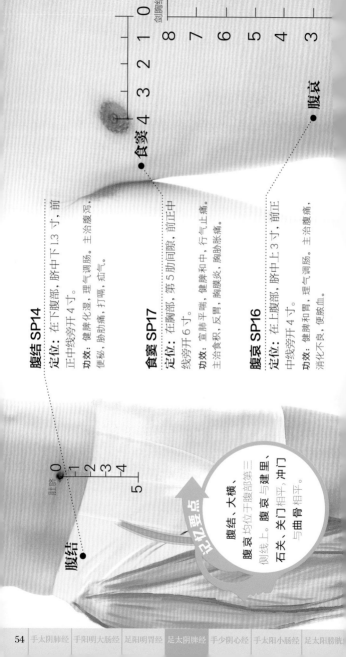

腹结 SP14

定位：在下腹部，脐中下 1.3 寸，前正中线旁开 4 寸。

功效：健脾化湿，理气调肠。主治腹泻、便秘、胁肋腹痛、打嗝、疝气。

食窦 SP17

定位：在胸部，第 5 肋间隙，前正中线旁开 6 寸。

功效：宣肺平喘，健脾和中，行气止痛。主治食积、反胃、胸膜炎、胸胁胀痛。

腹哀 SP16

定位：在上腹部，脐中上 3 寸，前正中线旁开 4 寸。

功效：健脾和胃，理气调肠。主治腹痛、消化不良、便脓血。

食窦

腹哀

腹结

记忆要点

腹结、大横、腹哀均位于腹部第三侧线上。腹哀与建里、石关、关门相平，冲门与曲骨相平。

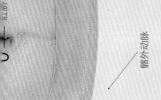

髂外动脉

大横 SP15

定位： 在腹部，脐中旁开 4 寸。

功效： 和胃止痛，通经活络。主治腹胀、腹痛、痢疾、腹泻、便秘。

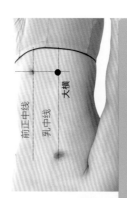

前正中线

乳中线

大横

乳中线

3横指

食窦

1 个肋间隙

快速取穴

食窦：仰卧，乳头旁开 3 横指，再向下 1 个肋间隙处即是。

大横：由乳头向下作与前正中线的平行线，再由脐中央作一水平线，交点处即是。

周荣 SP20

定位：在胸部，第 2 肋间隙，前正中线旁开 6 寸。

功效：宣肺平喘、理气化痰。主治胸胁胀满、胁肋痛、咳嗽、食欲不振。

胸乡 SP19

定位：在胸部，第 3 肋间隙，前正中线旁开 6 寸。

功效：宣肺止咳、理气止痛。主治胸部疼痛、咳嗽、胸胁胀痛、肋间神经痛。

天溪 SP18

定位：在胸部，第 4 肋间隙，前正中线旁开 6 寸。

功效：宽胸通乳、理气止咳。主治咳嗽、胸胁胀痛、乳房肿痛。

记忆要点

食窦、天溪、胸乡、周荣均位于胸部第三侧线上，彼此相距第 1 肋。

大包与极泉、渊腋均在腋中线上。

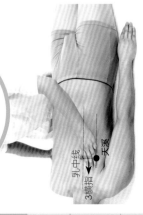

乳中线

天溪

3横指

大包 SP21

脾之大络穴

定位：在胸外侧区，第 6 肋间隙，腋中线上。

功效：统血养经，宽胸止痛，通经活络。

主治肺炎，胸膜炎，哮喘，气喘。

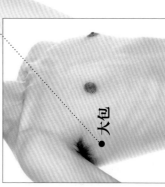

大包

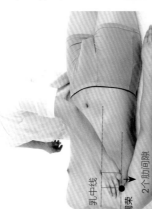

乳中线

周荣

2 个肋间隙

快速取穴

天溪：仰卧，乳头旁开 3 横指处，乳头所在肋间隙即是。

周荣：仰卧，乳头旁开 3 横指，再向上 2 个肋间隙处即是。

第六章 手少阴心经

手少阴心经在心中与足太阴脾经的支脉衔接，联系的脏腑器官有心系、食管、目系，属心，络小肠，在手小指与手太阳小肠经相接。心经，顾名思义属于心，它如果出现问题的话，人就会感到心烦意乱、胸痛等，故称"心为君主之官"。

青灵 HT2

定位： 在臂前区，肘横纹上3寸，肱二头肌的内侧沟中。

功效： 理气止痛，宽胸宁心。主治头痛，肩臂红肿，腋下肿痛。

经络知识 快速记

《黄帝内经》中说，

午时（11:00~13:00）

是心经当令的时间，此时不宜做剧烈运动，人在午时睡片刻，对于养心大有好处，可使下午至晚上精力充沛。即使只闭目养神，对身体也很有好处。

心经禁忌

午睡虽好，但不宜超过1小时，否则易引起失眠。

午餐不要吃得太多，凡事过犹不及。

极泉 HT1

定位： 在腋区，腋窝中央，腋动脉搏动处。

功效： 宽胸宁神，理气止痛。主治胃痛，心痛，四肢不举，乳汁分泌不足。

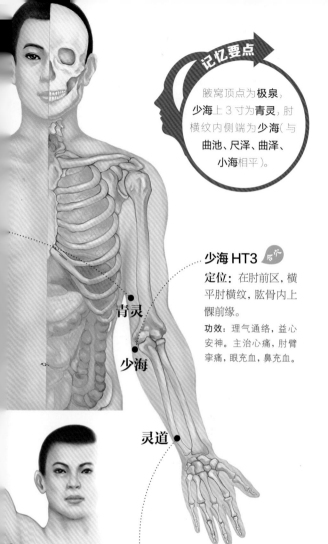

记忆要点

腋窝顶点为**极泉**，**少海**上 3 寸为**青灵**，肘横纹内侧端为**少海**（与曲池、尺泽、曲泽、小海相平）。

少海 HT3

定位： 在肘前区，横平肘横纹，肱骨内上髁前缘。

功效： 理气通络，益心安神。主治心痛，肘臂挛痛，眼充血，鼻充血。

青灵

少海

灵道

灵道 HT4 经穴

定位： 在前臂前区，腕掌侧远端横纹上1.5 寸，尺侧腕屈肌腱的桡侧缘。

功效： 宁心安神，通络止痛。主治心脏疾病，胃痛，干呕，手麻不仁。

极泉

手少阴心经主治证候

心、胸、神志病以及经脉循行部位的其他病症，如心痛、咽干、口渴、目黄、胁痛、上臂内侧痛、手心发热等。

神门 HT7

定位： 在腕前区，掌侧远端横纹尺端，尺侧腕屈肌腱的侧缘。

功效： 益心安神，平肝风，降逆止血。主治癫狂病证，心脏病，心悸，臂疼痛，吐血。

记忆要点

神门与太渊、大陵相平；握拳时小指尖下为**少府**；少冲与少泽相对。

尺侧腕屈肌腱　　　神门

通里　　阴郄

通里 HT5

定位： 在前臂前区，腕掌侧远端横纹上1寸，尺侧腕屈肌腱的桡侧缘。

功效： 宁心安神，通络。主治心脏疾病，胃痛，目赤肿痛，癫痫。

阴郄 HT6

定位： 在前臂前区，腕掌侧远端横纹上0.5寸，尺侧腕屈肌腱的桡侧缘。

功效： 宁心安神，清热止血。主治胃痛，吐血，心痛，盗汗，失语。

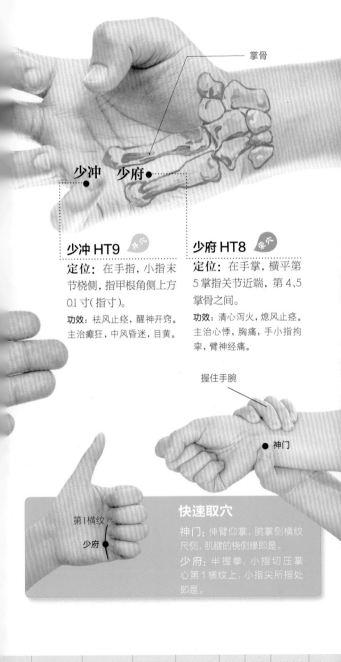

掌骨

少冲　少府●

少冲 HT9 *井穴*

定位： 在手指，小指末节桡侧，指甲根角侧上方0.1寸(指寸)。

功效： 祛风止痉，醒神开窍。主治癫狂，中风昏迷，目黄。

少府 HT8 *荥穴*

定位： 在手掌，横平第5掌指关节近端，第4、5掌骨之间。

功效： 清心泻火，熄风止痉。主治心悸，胸痛，手小指拘挛，臂神经痛。

握住手腕

● 神门

第1横纹

少府

快速取穴

神门： 伸臂仰掌，腕掌侧横纹尺侧，肌腱的桡侧缘即是。

少府： 半握拳，小指切压掌心第1横纹上，小指尖所指处即是。

第七章 手太阳小肠经

手太阳小肠经在手小指与手少阴心经相衔接，联系的脏腑器官有食管、横膈、胃、心、小肠、耳、目内外眦，在目内眦与足太阳膀胱经相接。心与小肠相表里，小肠经是靠心供应气血的，如果心脏有问题，小肠经就先有征兆，所以，手太阳小肠经是反映心脏能力的镜子。

经学歌诀 快速记

手太阳经小肠穴，少泽先行小指末，
前谷后溪腕骨间，阳谷须同养老列，
支正小海上肩贞，臑俞天宗秉风合，
曲垣肩外复肩中，天窗循次上天容，
此经穴数一十九，还有颧髎入听宫。

经络知识 快速记

《黄帝内经》中说，

未时(13:00~15:00)

小肠经当令，是保养小肠的最佳时段。此时多喝水、喝茶有利于小肠排毒降火。午餐最好在13:00之前吃完，此时小肠精力最旺盛，可更好地吸收营养物质。午饭一定要吃好，饮食的营养价值要高。

小肠经禁忌

午餐最好在13:00之前吃完，但不要在12:00时立即吃饭。

因为12: 00时正是全天中人的气血最旺的时刻，人的身体也处于最亢奋的状态。

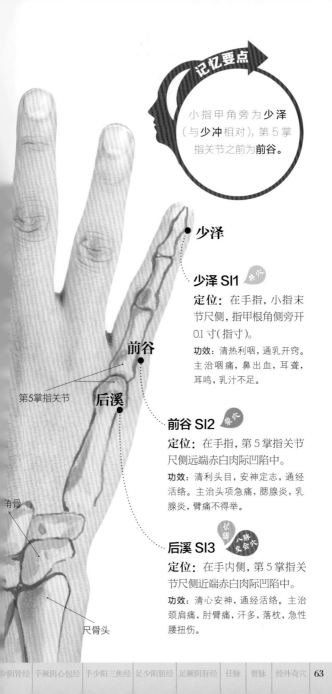

小指甲角旁为**少泽**（与**少冲**相对），第5掌指关节之前为**前谷**。

● 少泽

少泽 SI1

定位： 在手指，小指末节尺侧，指甲根角侧旁开0.1寸（指寸）。

功效： 清热利咽，通乳开窍。主治咽痛，鼻出血，耳聋，耳鸣，乳汁不足。

前谷

后溪

第5掌指关节

前谷 SI2

定位： 在手指，第5掌指关节尺侧远端赤白肉际凹陷中。

功效： 清利头目，安神定志，通经活络。主治头项急痛，腮腺炎，乳腺炎，臂痛不得举。

后溪 SI3

定位： 在手内侧，第5掌指关节尺侧近端赤白肉际凹陷中。

功效： 清心安神，通经络络。主治颈肩痛，肘臂痛，汗多，落枕，急性腰扭伤。

角骨

尺骨头

手太阳小肠经主治证候

头、项、耳、目、咽喉病，热病，神经病以及经脉循行部位的其他病症。如少腹痛，耳聋，目黄，颊肿，咽喉肿痛，肩臂外侧后缘痛等。

尺骨鹰嘴

尺侧腕屈肌

记忆要点

钩骨之前为**腕骨**，三角骨之后为**阳谷**，腕背横纹上5寸为**支正**。

支正 ●

尺骨

●养老

腕横纹

2

0

支正 SI7

定位： 在前臂后区，腕背侧远端横纹上5寸，尺骨尺侧与尺侧腕屈肌之间。

功效： 安神定志，清热解表，通经活络。主治头痛，目眩，腰背酸痛，四肢无力。

养老 SI6

定位： 在前臂后区，腕背横纹上1寸，尺骨头桡侧凹陷中。

功效： 清头明目，舒筋活络。主治阿尔茨海默病，目视不明，落枕，急性腰痛。

肱骨内上髁

寸横纹

12

10

腕骨 SI4 原穴

定位： 在腕区，第5掌骨底与三角骨之间的赤白肉际凹陷中。

功效： 祛湿退黄，增液止渴，祛风止痉。主治黄疸，疟疾，手腕无力，落枕，前臂痛，头痛，耳鸣。

阳谷 SI5 经穴

定位： 在腕后区，尺骨茎突与三角骨之间的凹陷中。

功效： 明目安神，平肝潜阳。主治头痛，癫痫，耳鸣，耳聋。

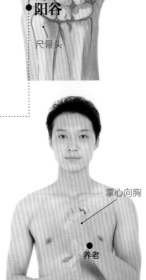

三角骨

● 腕骨

● 阳谷

尺骨头

掌心向胸

● 养老

快速取穴

阳谷：尺骨茎突远端凹陷中即是。
养老：屈腕掌心向胸，沿小指侧隆起高骨往桡侧推，触及一骨缝处即是。

屈腕

● 阳谷

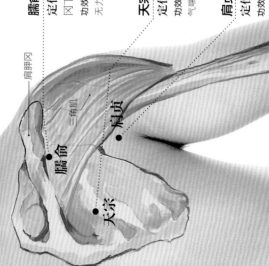

记忆要点

小海：尺骨鹰嘴与肱骨内上髁之间为肘后纹头上髁之间为1寸为

肩贞、臑俞：肩贞上，肩胛冈下缘为臑俞；冈下窝中央为天宗。

臑俞 SI10

定位：在肩胛部区，腋后纹头直上，肩胛冈下缘凹陷中。

功效：舒筋活络，化痰消肿。主治肩臂酸痛无力、肩肿、颈淋巴结核。

天宗 SI11

定位：在肩胛部区，肩胛冈中点与肩胛骨下角连线上1/3与下2/3交点凹陷中。

功效：舒筋活络，理气消肿。主治颈椎病、肩周疼痛、肩周炎、肘臂酸痛、颊颔肿、乳房胀痛、气喘、小儿脊柱侧弯。

肩贞 SI9

定位：在肩胛部区，肩关节后下方，腋后纹头直上1寸。

功效：清脑聪耳，通经活络。主治肩周炎、肩胛痛、手臂麻痛、耳鸣。

肩胛冈

三角肌

臑俞

肩贞

天宗

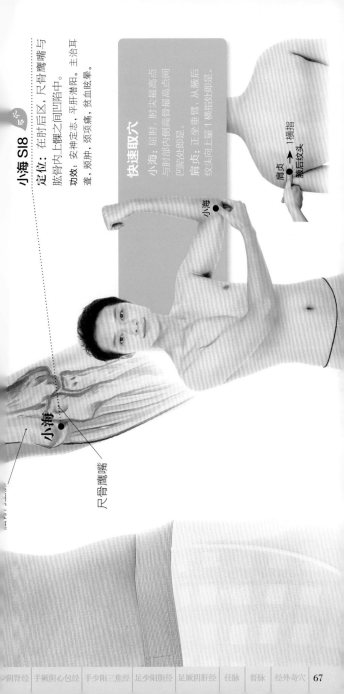

小海 SI8

定位： 在肘后区，尺骨鹰嘴与尺骨鹰嘴之间凹陷中。

功效： 安神定志，平肝潜阳。主治耳聋、颊肿、颈项痛，贫血眩晕。

快速取穴

小海：屈肘，肘尖最高点与肘部内侧高骨最高点之间凹陷处即是。

肩贞：正坐垂臂，从腋后纹头向上量1横指处即是。

尺骨鹰嘴

小海

肩贞

1横指

腋后纹头

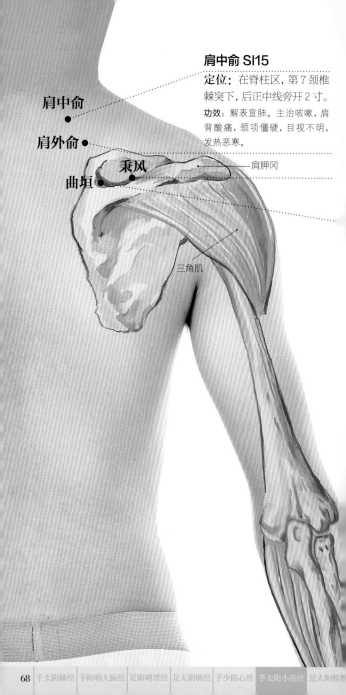

肩中俞 SI15

定位： 在脊柱区，第7颈椎棘突下，后正中线旁开2寸。

功效： 解表宣肺。主治咳嗽，肩背酸痛，颈项僵硬，目视不明，发热恶寒。

肩中俞
肩外俞
秉风
曲垣

肩胛冈

三角肌

肩外俞 SI14

定位： 在脊柱区，第1胸椎棘突下，后正中线旁开3寸。

功效： 舒筋活络，祛风止痛。主治肩背酸痛，颈项僵硬，上肢冷痛。

记忆要点

肩胛
冈中点上方冈上窝中为**秉风**，冈上窝内侧端为**曲垣**，**肩外俞**在肩中俞的外侧，**肩中俞**在肩外俞的内侧。

曲垣 SI13

定位： 在肩胛区，肩胛冈内侧端上缘凹陷中。

功效： 祛风止咳，止咳化痰，活络止痛。主治肩胛拘挛疼痛，上肢酸麻，咳嗽。

秉风 SI12

定位： 在肩胛区，肩胛冈中点上方冈上窝中。

功效： 散风活络，止咳化痰。主治肩胛疼痛不举，颈强不得回顾，咳嗽。

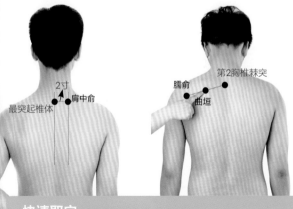

2寸
肩中俞
最突起椎体

第2胸椎棘突
臑俞
曲垣

快速取穴

肩中俞：低头，后颈部最突起椎体旁开2寸处即是。
曲垣：后颈部最突起椎体往下数2个为第2胸椎棘突，与臑俞连线中点处即是。

听宫 SI19

定位： 在面部，耳屏正中与下颌骨髁突之间的凹陷中。

功效： 聪耳开窍。主治耳鸣，耳聋，中耳炎，耳部疼痛。

颧髎 SI18

定位： 在面部，颧骨下缘，目外眦直下凹陷中。

功效： 祛风镇痉，清热消肿。主治面痛，口眼歪斜，三叉神经痛，牙龈肿痛。

天容 SI17

定位： 在颈部，下颌角后方，胸锁乳突肌的前缘凹陷中。

功效： 平肝熄风，活络止痉，消肿止痛。主治头痛，耳鸣，耳聋，咽喉肿痛，哮喘。

天窗 SI16

定位： 在颈部，横平喉结，胸锁乳突肌的后缘。

功效： 平肝熄风，活络止痉，消肿止痛。主治头痛，耳鸣，咽喉肿痛，痔疮。

颧

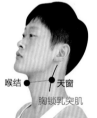

喉结　天窗
胸锁乳突肌

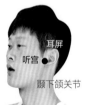

耳屏
听宫
颞下颌关节

快速取穴

天窗：仰头，从耳下向喉咙中央走行的绷紧的肌肉后缘与喉结相平处即是。

听宫：微张口，耳屏与颞下颌关节之间凹陷处即是。

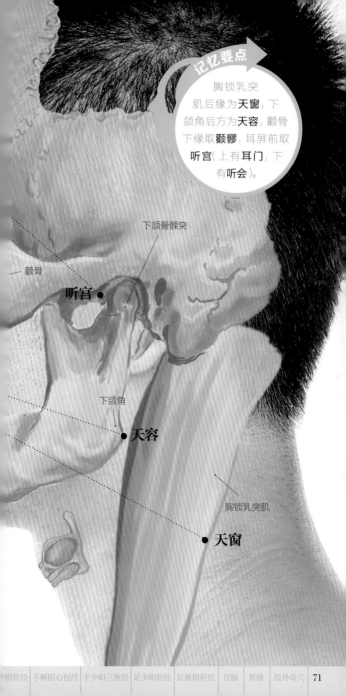

胸锁乳突肌后缘为**天窗**，下颌角后方为**天容**，颧骨下缘取**颧髎**，耳屏前取**听宫**（上有**耳门**，下有**听会**）。

下颌骨髁突

颧骨

听宫 ●

下颌角

● **天容**

胸锁乳突肌

● **天窗**

第八章 足太阳膀胱经

足太阳膀胱经在目内眦与手太阳小肠经衔接，联系的脏腑器官有目、鼻、脑，属膀胱，络肾，在足小趾与足少阴肾经相接。不论是眼部疾病，还是腿部疾病，抑或是后背脊椎问题，都可以找膀胱经上的大穴来解决。

经学歌诀 快速记

六十七穴足太阳，睛明目内红肉藏，
攒竹眉冲与曲差，五处一五上承光，
通天络却下玉枕，天柱发际大筋上，
大杼风门肺厥阴，心俞督俞膈俞当，
肝胆脾胃具挨次，三焦肾俞海大肠，
关元小肠到膀胱，中膂白环寸半量，
上次中下四髎穴，一空一空骶孔藏，
会阳尾骨外边取，附分脊背第二行，
魄户膏肓神堂寓，譩譆膈关魂门详，
阳纲意舍胃仓随，肓门志室至胞肓，
二十一椎秩边是，承扶臀股纹中央，
殷门浮郄委阳至，委中合阳承筋量，
承山飞扬跗阳继，昆仑仆参申脉堂，
金门京骨束骨跟，通谷至阴小趾旁。

睛明 BL1

定位： 在面部，目内眦内上方眶内侧壁凹陷中。

功效： 泄热明目，祛风通络。主治目视不明，近视，夜盲。

眉冲 BL3

定位： 在头部，额切迹直上入发际 0.5 寸。

功效： 散风清热，镇痉宁神。主治眩晕，头痛，鼻塞，目视不明，目赤肿痛。

《黄帝内经》中说，

申时(15:00~17:00)

膀胱经当令，膀胱负责贮藏水液和津液，水液排出体外，津液循环在体内，此时宜适当饮水。申时体温较高，阴虚的人最为突出。此时适当活动有助于体内津液循环，喝滋阴泻火的茶水对阴虚的人最有效。

膀胱经禁忌

饮水后一定不要憋小便，否则不利于排毒。

午时睡个午觉，有利于保证申时精力充沛。

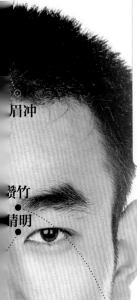

眉冲

赞竹
睛明

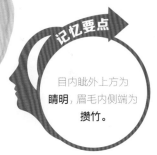

记忆要点

目内眦外上方为**睛明**，眉毛内侧端为**赞竹**。

攒竹 BL2

定位： 在面部，眉头凹陷中，额切迹处。

功效： 清热明目，祛风通络。主治头痛，口眼歪斜，目赤肿痛，近视，夜盲症。

足太阳膀胱经主治证候

头、项、目、背、腰、下肢病症，神志病。

五处 BL5

定位： 在头部，前发际正中直上1寸，旁开1.5寸。

功效： 清热散风，明目镇痉。主治小儿惊风，头痛，目眩，目视不明，癫痫。

承光 BL6

定位： 在头部，前发际正中直上2.5寸，旁开1.5寸。

功效： 清热明目，疏风散热。主治头痛，口眼歪斜，鼻塞，目眩，目视不明。

通天 BL7

定位： 在头部，前发际正中直上4寸，旁开1.5寸。

功效： 清热除湿，通利鼻窍。主治颈项强硬，头痛，头重，鼻塞，口眼歪斜。

络却 BL8

定位： 在头部，前发际正中直上5.5寸，旁开1.5寸。

功效： 清热安神，平肝熄风。主治眩晕，鼻塞，目视不明，抑郁症。

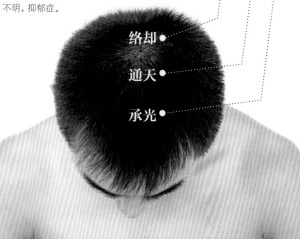

络却●

通天●

承光●

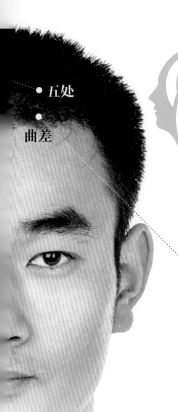

五处

曲差

曲差、五处、承光、通天、络却均在一直线上，后四穴彼此相距1.5寸。

曲差 BL4

定位： 在头部，前发际正中直上0.5寸，旁开1.5寸。

功效： 清热明目，安神利窍。主治头痛，鼻塞，鼻出血，心中烦闷，结膜炎。

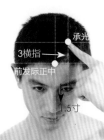

承光

3横指

前发际正中

1.5寸

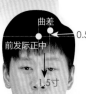

曲差

0.5横指

前发际正中

1.5寸

快速取穴

曲差： 前发际正中直上半横指，再旁开正中线1.5寸处即是。

承光： 前发际正中直上3横指，再旁开1.5寸处即是。

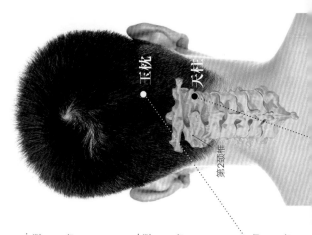

第2颈椎

风门 BL12

定位： 在脊柱区，第2胸椎棘突下，后正中线旁开1.5寸。

功效： 宣肺解表，发热头痛，活络止痛。主治伤风咳嗽，哮喘，呕吐，感冒。

肺俞 BL13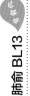

定位： 在脊柱区，第3胸椎棘突下，后正中线旁开1.5寸。

功效： 解表宣肺，清热理气。主治咳嗽，哮喘，胸满喘逆，耳聋。

玉枕 BL9

定位： 在头部，横平枕外隆凸上缘，后发际旁开1.3寸。

功效： 清热明目，通络开窍。主治头痛，眩晕，目痛不能远视，鼻塞。

大杼 BL11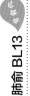

定位： 在脊柱区，第1胸椎棘突下，后正中线旁开1.5寸。

功效： 强筋壮骨，清热止痛。主治咳嗽，肩背痛，喘息，胸胁胀满。

大杼
风门
肺俞

天柱 BL10

定位: 在颈后区, 横平第2颈椎棘突上际, 斜方肌外缘凹陷中。

功效: 清热明目, 强健筋骨。主治头痛, 颈项僵硬, 肩背疼痛, 落枕, 哮喘。

快速取穴

玉枕: 沿后发际正中向上轻推, 枕骨旁开2横指, 在骨性隆起的外上缘一凹陷处处。

大杼: 低头屈颈, 颈背交界处椎骨高突向下推1个椎体, 下缘旁开2横指处。

最突起椎体

大杼
2横指

枕外隆凸
玉枕
2横指

后发际正中

记忆要点

天柱与哑门相平; 玉枕与脑户相平; 大杼、风门、肺俞均位于背部第一侧线上, 彼此相距1个椎体。

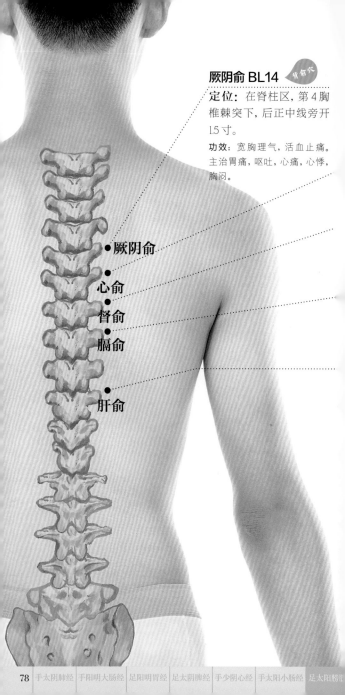

厥阴俞 BL14

定位： 在脊柱区，第4胸椎棘突下，后正中线旁开1.5寸。

功效： 宽胸理气，活血止痛。主治胃痛，呕吐，心痛，心悸，胸闷。

厥阴俞

心俞

督俞

膈俞

肝俞

心俞 BL15

定位： 在脊柱区，第5胸椎棘突下，后正中线旁开1.5寸。

功效： 宽胸理气，通络安神。主治肩背痛，心痛，咳嗽，盗汗呕吐。

督俞 BL16

定位： 在脊柱区，第6胸椎棘突下，后正中线旁开1.5寸。

功效： 理气止痛，强心通脉。主治发热，发热恶寒，心痛，腹胀，肠鸣，冠心病，打嗝。

膈俞 BL17

定位： 在脊柱区，第7胸椎棘突下，后正中线旁开1.5寸。

功效： 理气宽胸，活血通脉。主治咯血，便血，心痛，心悸，胸痛，胸闷，呕吐，打嗝，盗汗。

肝俞 BL18

定位： 在脊柱区，第9胸椎棘突下，后正中线旁开1.5寸。

功效： 疏肝利胆，清热凉血。主治黄疸，肝炎，目视不明，痛经，眩晕，腹泻。

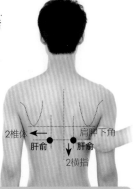

记忆要点

厥阴俞、心俞、督俞、膈俞均位于背部第一侧线上，彼此相距1个椎体。

快速取穴

心俞：肩胛骨下角水平连线与脊柱相交处，上推2个椎体，正中线旁开2横指处即是。

肝俞：肩胛骨下角水平连线与脊柱相交处，下推2个椎体，正中线旁开2横指处即是。

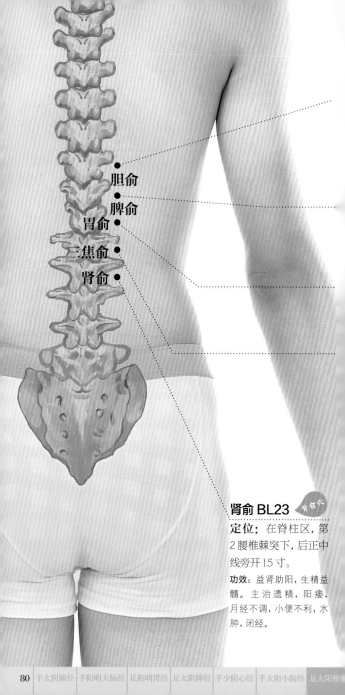

胆俞

脾俞

胃俞

三焦俞

肾俞

肾俞 BL23 背俞穴

定位： 在脊柱区，第2腰椎棘突下，后正中线旁开1.5寸。

功效： 益肾助阳，生精益髓。主治遗精，阳痿，月经不调，小便不利，水肿，闭经。

手太阴肺经 手阳明大肠经 足阳明胃经 足太阴脾经 手少阴心经 手太阳小肠经 足太阳膀胱

胆俞 BL19

定位: 在脊柱区, 第10胸椎棘突下, 后正中线旁开1.5寸。

功效: 疏肝利胆, 清热化湿。主治胃脘部及肚腹胀满, 呕吐, 黄疸, 肺结核。

记忆要点

胆俞、脾俞、胃俞位于背部第一侧线上, 彼此相距一椎; 三焦俞、肾俞位于腰部第一侧线上, 彼此相距一椎。

脾俞 BL20

定位: 在脊柱区, 第11胸椎棘突下, 后正中线旁开1.5寸。

功效: 疏肝利胆, 清热化湿。主治腹胀, 呕吐, 腹泻, 胃痛, 神经性皮炎, 小儿咳嗽, 小儿发热。

胃俞 BL21

定位: 在脊柱区, 第12胸椎棘突下, 后正中线旁开1.5寸。

功效: 和胃健脾, 理中降逆。主治胃痛, 呕吐, 腹泻, 痢疾。

三焦俞 BL22

定位: 在脊柱区, 第1腰椎棘突下, 后正中线旁开1.5寸。

功效: 温中健脾, 和胃止痛。主治水肿, 小便不利, 遗尿, 腹水, 肠鸣腹泻。

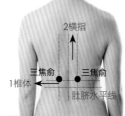

2横指

三焦俞 · · 三焦俞

1椎体 ←

肚脐水平线

2横指

脾俞 · · 脾俞

3椎体 ←

肚脐水平线

快速取穴

脾俞: 肚脐水平线与脊柱相交椎体处, 往上推3个椎体, 正中线旁开2横指处即是。

三焦俞: 肚脐水平线与脊柱相交椎体处, 往上推1个椎体, 正中线旁开2横指处即是。

记忆要点

气海俞、大肠俞、关元俞位于腰部第一侧线上，彼此相距1个椎体；**小肠俞、膀胱俞**位于骶部第一侧线上，彼此相距1个椎体。

气海俞 BL24

定位： 在脊柱区，第3腰椎棘突下，后正中线旁开1.5寸。

功效： 调补气血，温养冲任，化痰止血。主治痛经，痔疮，腰痛，子宫出血。

大肠俞 BL25

定位： 在脊柱区，第4腰椎棘突下，后正中线旁开1.5寸。

功效： 除湿散寒，熄风止痛，补益脾肾。主治泄泻，肠鸣，便秘，痢疾，腰脊强痛。

关元俞 BL26

定位： 在脊柱区，第5腰椎棘突下，后正中线旁1.5寸。

功效： 培补元气，调理下焦。主治腹泻，前列腺炎，夜尿症，慢性盆腔炎，痛经。

小肠俞 BL27

定位： 在骶区，横平第1骶后孔，骶正中嵴旁开1.5寸。

功效： 湿经散寒，健脾除湿。主治腰痛，痢疾，腹泻，疝气，痔疮，盆腔炎。

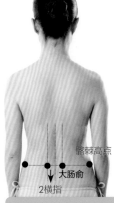

髂棘高点
↓ 大肠俞
2横指

快速取穴

大肠俞： 两侧髂嵴高点连线与脊柱交点，旁开2横指处即是。

膀胱俞： 两侧髂嵴高点连线与脊柱交点，往下推3个椎体，旁开2横指处即是。

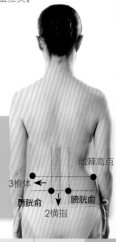

髂棘高点
3椎体
膀胱俞　膀胱俞
2横指

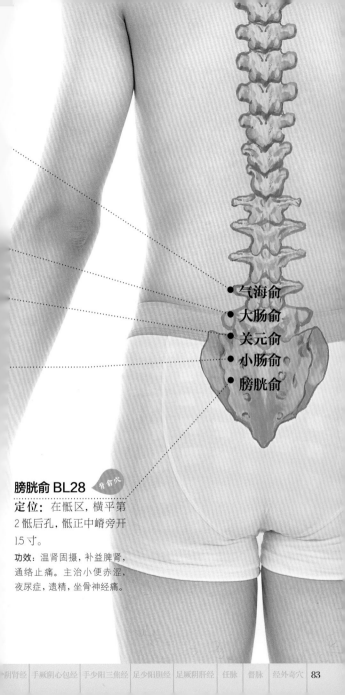

气海俞

大肠俞

关元俞

小肠俞

膀胱俞

膀胱俞 BL28 背俞穴

定位： 在骶区，横平第2骶后孔，骶正中嵴旁开1.5寸。

功效： 温肾固摄，补益脾肾，通络止痛。主治小便赤涩，夜尿症，遗精，坐骨神经痛。

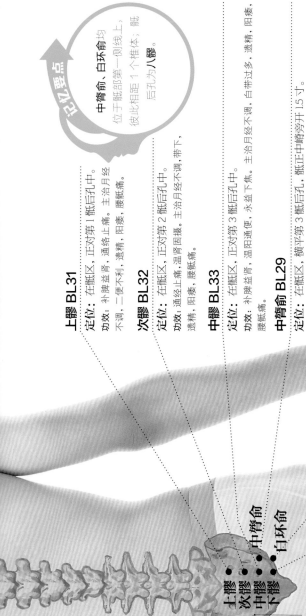

中膂俞、白环俞均
位于骶部第一侧线上，
彼此相距 1 个椎体；骶
后孔为八髎。

上髎 BL31

定位： 在骶区，正对第 1 骶后孔中。

功效： 补脾益肾，通络止痛。主治月经
不调，二便不利，遗精，阳痿，腰骶痛。

次髎 BL32

定位： 在骶区，正对第 2 骶后孔中。

功效： 通经止痛，温肾固摄。主治月经不调，带下，
遗精，阳痿，腰骶痛。

中髎 BL33

定位： 在骶区，正对第 3 骶后孔中。

功效： 通经活血，温阳通便，益下焦。主治月经不调，
腰骶痛。

中膂俞 BL29

定位： 在骶区，横平第 3 骶后孔，骶正中嵴旁开 1.5 寸。

功效： 通经止痛，养阴生津。主治腰脊强痛，痢疾，肾虚，坐骨神经痛。

上髎
次髎
中髎
下髎

中膂俞
白环俞

骶骨

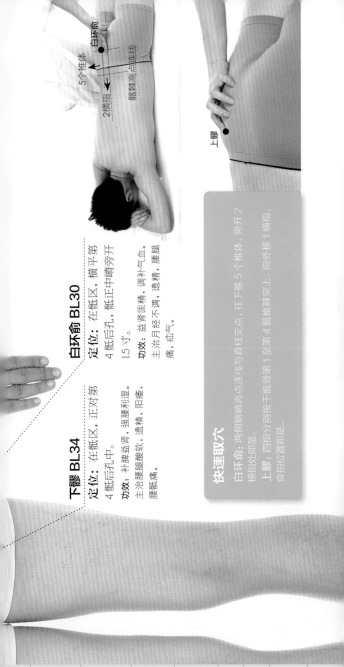

白环俞

5个椎体

2横指

骶棘高点连线

上髎

下髎 BL34

定位： 在骶区，正对第
4 骶后孔中。

功效： 补脾益肾，强腰利湿。

主治： 腰腿酸软，遗精，阳痿，
腰骶痛。

白环俞 BL30

定位： 在骶区，横平第
4 骶后孔，骶正中嵴旁开
1.5 寸。

功效： 益肾固精，调补气血。

主治： 月经不调，遗精，腰腿
痛，疝气。

快速取穴

白环俞：两侧髂嵴高点连线与脊柱连交点，往下推 5 个椎体，旁开 2
横指处即是。

上髎：四指分别按于骶骨第 1 至第 4 骶椎棘突上，向外移 1 横指，
食指位置即是。

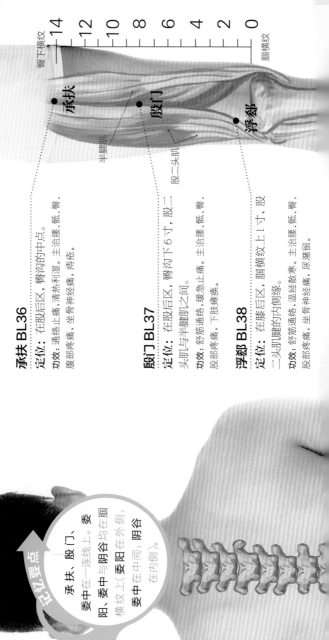

承扶 BL36

定位：在股后区，臀沟的中点。

功效：通络止痛，清热利湿。主治腰、骶、臀、
股部疼痛，坐骨神经痛，痔疮。

殷门 BL37

定位：在股后区，臀沟下6寸，股二
头肌与半腱肌之间。

功效：舒筋通络，缓急止痛。主治腰、骶、臀、
股部疼痛，下肢痿痹。

浮郄 BL38

定位：在膝后区，腘横纹上1寸，股
二头肌腱的内侧缘。

功效：舒筋通络，温经散寒。主治腰、骶、臀、
股部疼痛，坐骨神经痛，尿潴留。

记忆要点

承扶、殷门、
委中在一连线上。委
阳、委中与阴谷均在腘
横纹上(委中在中间，阴谷
在内侧)。

承扶
殷门
浮郄

半腱肌

股二头肌

臀下横纹
腘横纹

14
12
10
8
6
4
2
0

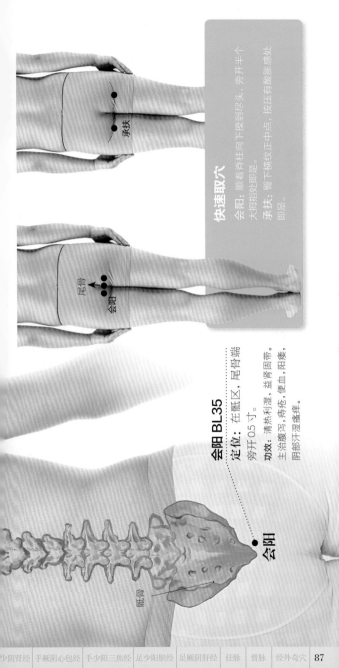

快速取穴

会阳：顺着脊柱向下摸到尽头，旁开半个大拇指处即是。

承扶：臀下横纹正中点，按压有酸胀感处即是。

会阳 BL35

定位：在骶区，尾骨端旁开 0.5 寸。

功效：清热利湿、益肾固带。

主治腹泻、痔疮、便血、阳痿、阴部汗湿瘙痒。

骶骨

会阳

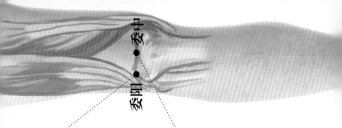

●委中

●委阳

委阳 BL39

急救，穴符示

定位：在膝部，腘横纹上，股二头肌腱内侧缘。

功效：舒筋活络，通利水湿。主治小便淋沥，便秘，腰背部疼痛。

委中 BL40

腰痛，穴符示

定位：在膝后区，腘横纹中点。

功效：舒筋活络，健脾和胃，通络止痛。主治腰背痛，坐骨神经痛，脚膝无力。

附分 BL41

定位：在脊柱区，第 2 胸椎棘突下，后正中线旁开 3 寸。

功效：缓急止痛，疏风散邪，补益血气。主治肩背拘急疼痛，颈项强痛，肘臂麻木疼痛。

魄户 BL42

定位：在脊柱区，第 3 胸椎棘突下，后正中线旁开 3 寸。

功效：止咳平喘，补虚培元。主治咳嗽，气喘，支气管炎，肺结核，颈项僵硬。

膏肓 BL43

定位：在脊柱区，第 4 胸椎棘突下，后正中线旁开 3 寸。

功效：补益心肺，止咳平喘，通络止痛。主治肺痨，咳嗽，气喘，盗汗，健忘，遗精，慢性胃炎。

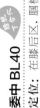
足
记忆要点

附分、魄户、膏肓均位于肩背部第二侧线上，彼此相距 1 个椎体。

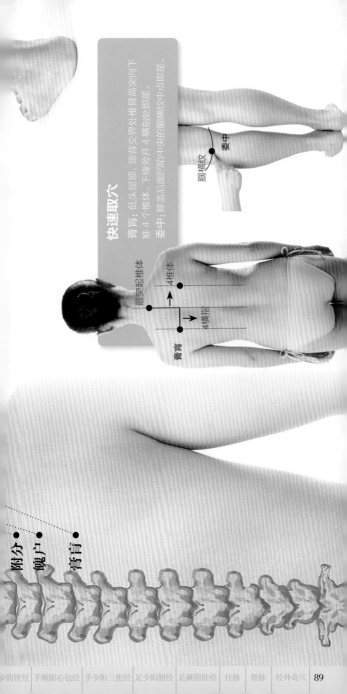

快速取穴

膏肓：低头屈颈，颈背交界处椎骨高突向下推4个椎体，下缘旁开4横指处即是。

委中：膝盖后面凹陷中央的腘横纹中央点即是。

腘横纹

委中

最突起椎体

↑ 4椎体

→ 4横指

膏肓

附分

魄户

膏肓

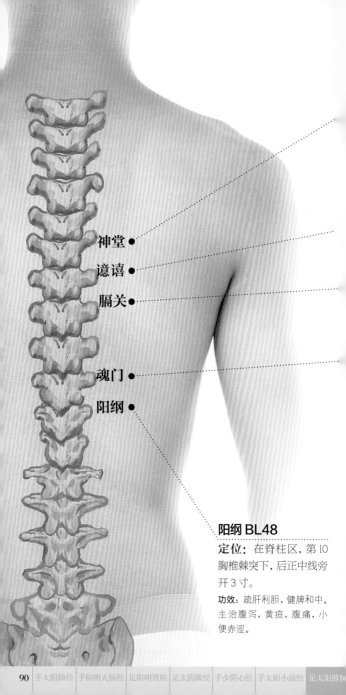

神堂 •

譩譆 •

膈关 •

魂门 •

阳纲 •

阳纲 BL48

定位： 在脊柱区，第10胸椎棘突下，后正中线旁开3寸。

功效： 疏肝利胆，健脾和中。主治腹泻，黄疸，腹痛，小便赤涩。

神堂 BL44

定位： 在脊柱区，第5胸椎棘突下，后正中线旁开3寸。

功效： 宽胸理气，宁心安神。主治心悸，失眠，肩背痛，哮喘，心痛。

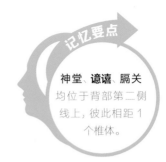

记忆要点

神堂、谚语、膈关
均位于背部第二侧线上，彼此相距1个椎体。

谚语 BL45

定位： 在脊柱区，第6胸椎棘突下，后正中线旁开3寸。

功效： 清热除湿，通络止痛，止咳平喘。主治咳嗽，气喘，目眩，肩背痛。

膈关 BL46

定位： 在脊柱区，第7胸椎棘突下，后正中线旁开3寸。

功效： 宽胸理气，和胃降逆。主治食欲不振，嗳气，胸中噎闷，膈肌痉挛。

魂门 BL47

定位： 在脊柱区，第9胸椎棘突下，后正中线旁开3寸。

功效： 疏肝理气，降逆和胃。主治胸胁胀痛，呕吐，肠鸣腹泻，食欲不振。

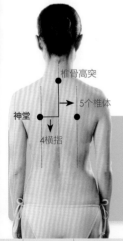

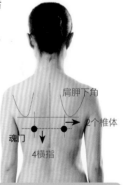

快速取穴

神堂： 低头屈颈，颈背交界处椎骨高突向下推5个椎体，下缘旁开4横指处即是。

魂门： 肩胛骨下角水平连线与脊柱相交处，下推2个椎体，正中线旁开4横指处即是。

意舍 BL49

定位： 在脊柱区，第11胸椎棘突下，后正中线旁开3寸。

功效： 健脾和胃，利胆化湿。主治腹胀，背痛，食欲不振，腹泻，呕吐，纳呆。

胃仓 BL50

定位： 在脊柱区，第12胸椎棘突下，后正中线旁开3寸。主治胃痛，腹胀，便秘，水肿。

功效： 和胃健脾，消食导滞。

肓门 BL51

定位： 在腰区，第1腰椎棘突下，后正中线旁开3寸。主治腰肌劳损，乳腺炎，上腹痛，便秘。

功效： 理气和胃，清热消肿。

志室 BL52

定位： 在腰区，第2腰椎棘突下，后正中线旁开3寸。强壮腰膝。主治遗精，阴痛水肿，阳痿，腰脊强痛。

功效： 益肾固精，清热利湿。

记忆要点

意舍、胃仓均位于背部第二侧线上，彼此相距1个椎体；

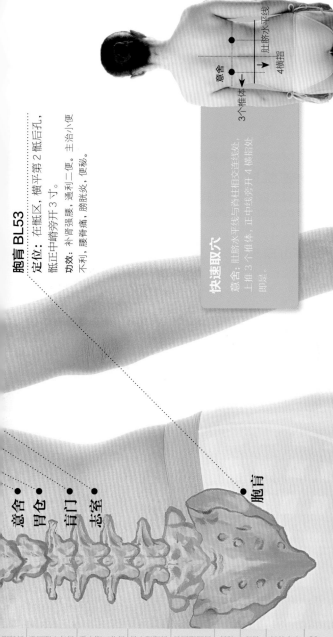

胞肓 BL53

定位： 在骶区，横平第 2 骶后孔，骶正中嵴旁开 3 寸。

功效： 补肾强腰，通利二便。主治小便不利，腰脊痛，膀胱炎，便秘。

快速取穴

意舍：肚脐水平线与脊柱相交椎体处，上推 3 个椎体，正中线旁开 4 横指处即是。

意舍

肚脐水平线

4横指

3个椎体

意舍●
胃仓●
肓门●
志室●

● 胞肓

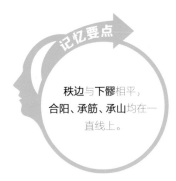

秩边与下髎相平,
合阳、承筋、承山均在一
直线上。

合阳 BL55

定位: 在小腿后区,腘横纹下 2 寸,腓肠肌内、外侧头之间。

功效: 舒筋通络,补虚调经,强健腰膝。主治崩漏,白带过多,前列腺炎。

承筋 BL56

定位: 在小腿后区,腘横纹下 5 寸,腓肠肌两肌腹之间。

功效: 舒筋活络,化瘀止血。主治腰痛,小腿痛,急性腰扭伤,腿抽筋。

承山 BL57

定位: 在小腿后区,腓肠肌两肌腹与肌腱交角处。

功效: 理气止痛,化瘀止血,温经散寒。主治痔疮,便秘,腰背疼,腿抽筋。

飞扬 BL58

定位: 在小腿后区,昆仑直上 7 寸,腓肠肌外下缘与跟腱移行处。

功效: 清热安神,舒筋活络。主治腰腿痛,小腿酸痛,头痛,脚气。

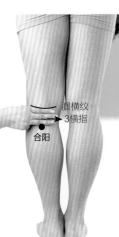

腘横纹
3 横指
合阳

快速取穴

合阳:膝盖后面凹陷中央的腘横纹中点直下 3 横指处即是。

承筋:小腿用力,后面肌肉明显隆起,中央按压有酸胀感处即是。

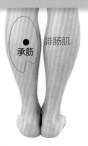

腓肠肌
承筋

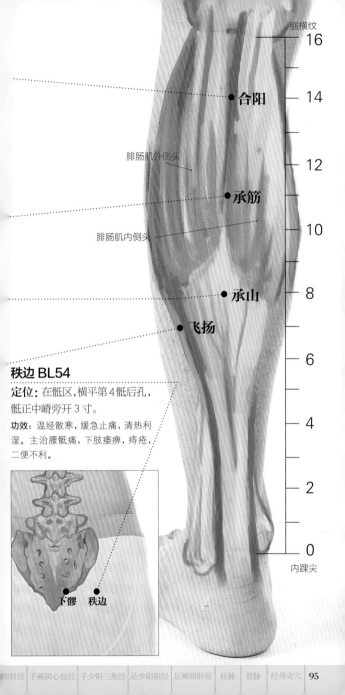

腘横纹

16

●合阳 14

腓肠肌外侧头 12

●承筋

腓肠肌内侧头 10

8

●承山

●飞扬 6

秩边 BL54

定位: 在骶区,横平第4骶后孔,骶正中嵴旁开3寸。 4

功效: 温经散寒,缓急止痛,清热利湿。主治腰骶痛,下肢痿痹,痔疮,二便不利。 2

0

内踝尖

●下髎 ●秩边

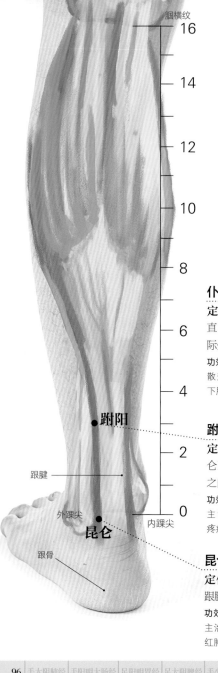
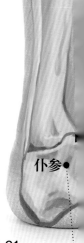

腘横纹

16

14

12

10

8

仆参 ●

仆参 BL61

定位： 在跟区，昆仑穴直下，跟骨外侧，赤白肉际处。

功效： 舒筋活络，强壮腰膝，散热化气。主治牙槽脓肿，下肢痿弱，足跟痛。

6

跗阳 ●

跗阳 BL59

定位： 在小腿后区，昆仑直上3寸，腓骨与跟腱之间。

功效： 舒筋活络，退热散风。主治腰、骶、髋、股后外侧疼痛。

4

跟腱 ——

2

外踝尖

内踝尖

0

昆仑 ●

昆仑 BL60

定位： 在踝区，外踝尖与跟腱之间的凹陷中。

功效： 安神清热，舒筋活络。主治头痛，腰骶疼痛，外踝部红肿，足部生疮。

跟骨 ——

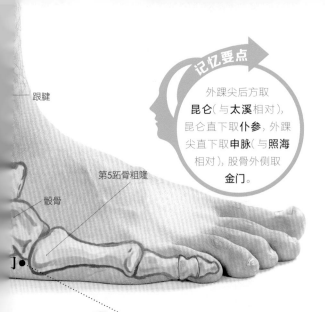

跟腱

第5跖骨粗隆

骰骨

记忆要点

外踝尖后方取**昆仑**(与**太溪**相对),昆仑直下取**仆参**,外踝尖直下取**申脉**(与**照海**相对),股骨外侧取**金门**。

申脉 BL62 八脉交会穴

定位: 在踝区,外踝尖直下,外踝下缘与跟骨之间凹陷中。

功效: 镇惊安神,止痛宁心。主治失眠,癫狂,痫症,脑卒中,偏、正头痛,眩晕。

金门 BL63 郄穴

定位: 在足背,外踝前缘直下,第5跖骨粗隆后方,骰骨下缘凹陷中。

功效: 通经活络,安神开窍。主治腰痛,足部扭伤,晕厥,牙痛,偏头痛。

快速取穴

昆仑:正坐垂足着地,外踝尖与跟腱之间凹陷处即是。

申脉:正坐垂足着地,外踝垂直向下可触及一凹陷,按压有酸胀感处即是。

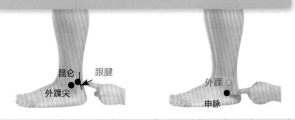

昆仑　　跟腱

外踝尖

外踝

申脉

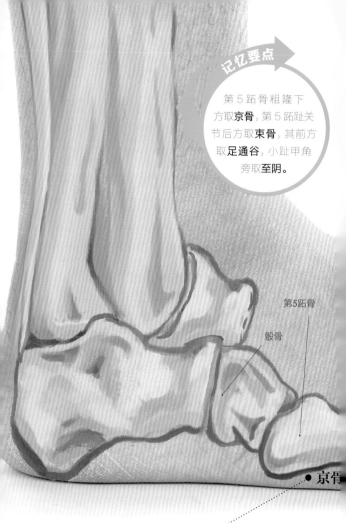

记忆要点

第 5 跖骨粗隆下
方取**京骨**，第 5 跖趾关
节后方取**束骨**，其前方
取**足通谷**，小趾甲角
旁取**至阴**。

第5跖骨

骰骨

● 京骨

京骨 BL64

定位： 在跖区，第 5 跖骨
粗隆前下方，赤白肉际处。

功效： 清热止痉，明目舒筋。
主治头痛，膝痛不可伸，鼻塞。

束骨 BL65

定位： 在跖区，第 5 跖趾关
节的近端，赤白肉际处。

功效： 理气解郁，温经散寒。主
治头痛，目赤，耳聋，痔疮，下肢
后侧痛。

至阴

京骨（凹陷处）

第5跖骨关节

京骨 ●

足通谷

至阴

足通谷 BL66

定位： 在足趾，第5跖趾关节的远端，赤白肉际处。

功效： 清热安神，醒脑定志。主治头痛，头重，目眩，鼻塞，颈项痛。

至阴 BL67

定位： 在足趾，小趾末节外侧，趾甲根角侧后方0.1寸（指寸）。

功效： 理气活血，清热疏风，正胎催产。主治鼻塞，遗精，胎位不正，难产。

第九章 足少阴肾经

足少阴肾经在足小趾与足太阳膀胱经衔接，联系的脏腑器官有喉咙、舌，属肾，络膀胱，贯肝，入肺，络心，在胸中与手厥阴心包经相接。络脉从本经分出，走向足太阳膀胱经，通过腰脊部，上走心包下。

经学歌诀 快速记

少阴经穴二十七，涌泉然谷与太溪，
大钟水泉与照海，复溜交信筑宾派，
阴谷膝内辅骨后，以上从足至膝求，
横骨大赫连气穴，四满中注肓脐脐，
商曲石关阴都密，通谷幽门一寸取，
步廊神封膺灵墟，神藏或中俞府毕。

经络知识 快速记

《黄帝内经》中说，

酉时（17:00~19:00）

肾经当令，肾经是人体协调阴阳能量的经脉，也是维持体内水液平衡的主要经络，人体经过申时泻火排毒，在酉时肾进入贮藏精华的阶段。

肾经禁忌

酉时不适宜进行过量的运动，也不适宜喝太多的水。

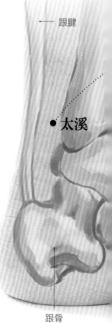

跟腱

太溪

跟骨

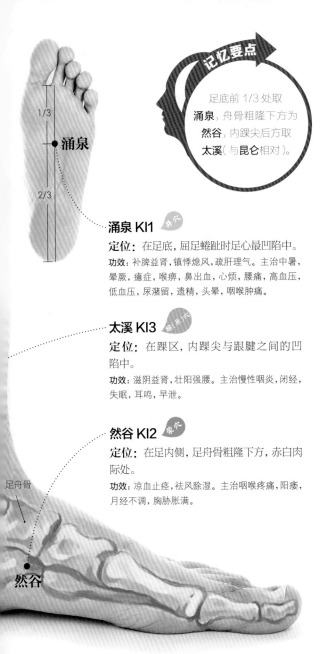

足底前 1/3 处取
涌泉，舟骨粗隆下方为
然谷，内踝尖后方取
太溪（与**昆仑**相对）。

1/3

●**涌泉**

2/3

涌泉 KI1 井穴

定位： 在足底，屈足蜷趾时足心最凹陷中。

功效： 补脾益肾，镇悸熄风，疏肝理气。主治中暑，晕厥，癫症，喉痹，鼻出血，心烦，腰痛，高血压，低血压，尿潴留，遗精，头晕，咽喉肿痛。

太溪 KI3 俞穴 原穴

定位： 在踝区，内踝尖与跟腱之间的凹陷中。

功效： 滋阴益肾，壮阳强腰。主治慢性咽炎，闭经，失眠，耳鸣，早泄。

然谷 KI2 荥穴

定位： 在足内侧，足舟骨粗隆下方，赤白肉际处。

功效： 凉血止痉，祛风除湿。主治咽喉疼痛，阳痿，月经不调，胸胁胀满。

足舟骨

然谷

足少阴肾经主治证候

妇科病, 前阴病, 肾、肺、咽喉病及经脉循行部位的其他病症, 如咯血, 气喘, 舌干, 咽喉肿痛, 大便秘结, 泄泻, 萎软无力, 足心热等病症。

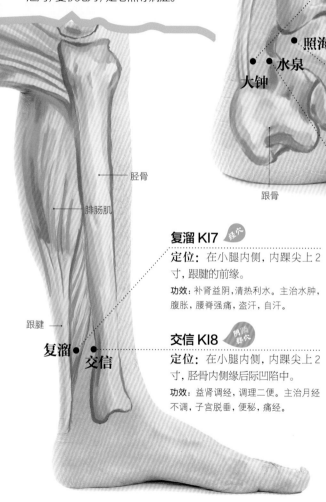

跟腱

照海

水泉

大钟

胫骨

腓肠肌

跟骨

复溜 KI7 经穴

定位: 在小腿内侧, 内踝尖上 2 寸, 跟腱的前缘。

功效: 补肾益阴, 清热利水。主治水肿, 腹胀, 腰脊强痛, 盗汗, 自汗。

交信 KI8 阴跷郄穴

定位: 在小腿内侧, 内踝尖上 2 寸, 胫骨内侧缘后际凹陷中。

功效: 益肾调经, 调理二便。主治月经不调, 子宫脱垂, 便秘, 痛经。

跟腱

复溜

交信

大钟 KI4 络穴

定位： 在跟区，内踝后下方，跟骨上缘，跟腱附着部前缘凹陷中。

功效： 润补肝肾，醒脑开窍。主治咽喉肿痛，腰脊强痛，呕吐，哮喘，便秘。

记忆要点

内踝后下方、跟腱前方为**大钟**，跟骨结节内侧为**水泉**，内踝尖下方为**照海**，太溪直上 2 寸为复溜，复溜前 0.5 寸为交信。

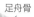
足舟骨

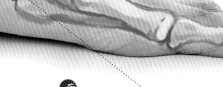

水泉 KI5 郄穴

定位： 在跟区，太溪直下1寸，跟骨结节内侧凹陷中。

功效： 调补肝肾，温经散寒。主治小便不利，足跟痛，痛经，闭经，子宫脱垂。

照海 KI6 八脉交会穴

定位： 在踝区，内踝尖下1寸，内踝下缘边际凹陷中。

功效： 清热利咽，调经止痛，养心安神。主治咽喉肿痛，气喘，便秘，月经不调，遗精，肾虚，失眠。

快速取穴

大钟： 先找到太溪穴，向下半横指，再向后平推至凹陷处即是。
照海： 坐位垂足，由内踝尖垂直向下推，至下缘凹陷处，按压有酸痛感处即是。

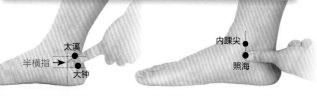

阴谷 KI10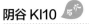

定位： 在膝后区，腘横纹上，半腱肌肌腱外侧缘。

功效： 补益肝肾，温经散寒。主治小便难，遗精，早泄，阴囊湿痒，月经不调。

筑宾 KI9

定位： 在小腿内侧，太溪穴直上5寸，比目鱼肌与跟腱之间。

功效： 调理下焦，宁心安神。主治脚软无力，肾炎，膀胱炎，腓肠肌痉挛。

大赫 KI12

定位： 在下腹部，脐中下4寸，前正中线旁开0.5寸。

功效： 益肾助阳，调经止带，健脾利湿。主治遗精，月经不调，痛经，不孕，带下。

横骨 KI11

定位： 在下腹部，脐中下5寸，前正中线旁开0.5寸。

功效： 滋肾固涩，温经散寒。主治腹痛，外生殖器肿痛，遗精，闭经，盆腔炎，便秘。

阴谷

半腱肌肌腱

腓肠肌

胫骨

筑宾

比目鱼肌

跟腱

太溪上5寸为**筑宾**，腘横纹内侧端取**阴谷**（与委阳、委中相平）。

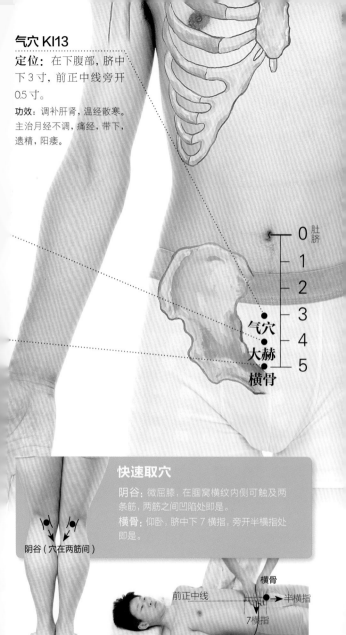

气穴 KI13

定位： 在下腹部，脐中下 3 寸，前正中线旁开 0.5 寸。

功效： 调补肝肾，温经散寒。主治月经不调，痛经，带下，遗精，阳痿。

0 肚脐
1
2
3 气穴
4 大赫
5 横骨

快速取穴

阴谷：微屈膝，在腘窝横纹内侧可触及两条筋，两筋之间凹陷处即是。

横骨：仰卧，脐中下 7 横指，旁开半横指处即是。

阴谷（穴在两筋间）

横骨
前正中线
半横指
7横指

石关 KI18

定位： 在上腹部，脐中上3寸，前正中线旁开0.5寸。

功效： 降逆止呕，温经散寒。主治闭经，带下，脾胃虚寒，腹痛。

商曲 KI17

定位： 在上腹部，脐中上2寸，前正中线旁开0.5寸。

功效： 健脾和胃，消积止痛。主治绕脐腹痛，腹胀，呕吐，腹泻，痢疾，便秘。

肓俞 KI16

定位： 在腹部，脐中旁开0.5寸。

功效： 理气止痛，温经散寒，和胃止呕。主治绕脐腹痛，腹胀，呕吐，腹泻，痢疾，便秘。

中注 KI15

定位： 在下腹部，脐中下1寸，前正中线旁开0.5寸。

功效： 补脾益肾，温经散寒，缓急止痛。主治腹胀，呕吐，腹泻，痢疾，腰腹疼痛。

四满 KI14

定位： 在下腹部，脐中下2寸，前正中线旁开0.5寸。

功效： 健脾利湿，缓急止痛。主治痛经，不孕症，遗精，水肿，小腹痛，便秘。

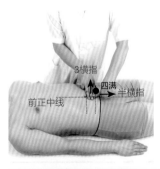

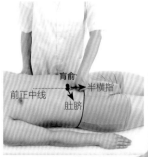

快速取穴

四满：仰卧，肚脐下3横指处，再旁开半横指处即是。

肓俞：仰卧，肚脐旁开半横指处即是。

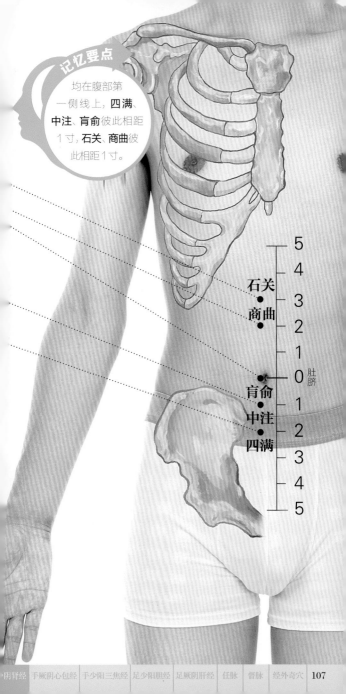

均在腹部第
一侧线上，四满、
中注、肓俞彼此相距
1寸，石关、商曲彼
此相距1寸。

石关
商曲

肓俞
中注
四满

5
4
3
2
1
0 肚脐
1
2
3
4
5

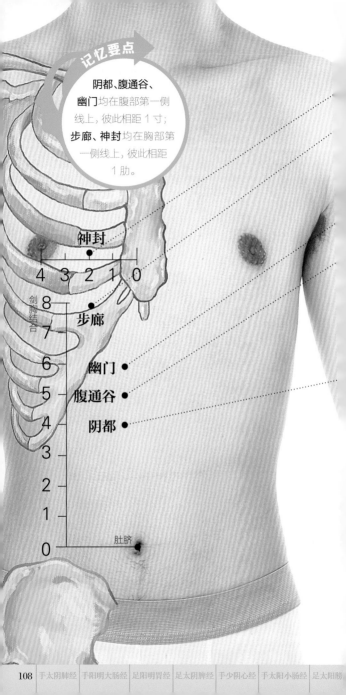

阴都、腹通谷、幽门均在腹部第一侧线上，彼此相距1寸；
步廊、神封均在胸部第一侧线上，彼此相距1肋。

神封

4 3 2 1 0

剑胸结合

8
步廊

7

6
幽门 ●

5
腹通谷 ●

4
阴都 ●

3

2

1

0
肚脐

神封 KI23

定位： 在胸部，第 4 肋间隙，前正中线旁开 2 寸。

功效： 宽胸理肺，止咳平喘，化积消滞。主治咳嗽，肋间神经痛，胸痛，乳痛，乳腺炎。

步廊 KI22

定位： 在胸部，第 5 肋间隙，前正中线旁开 2 寸。

功效： 宽胸理气，止咳平喘。主治咳嗽，哮喘，胸痛，乳痛，胸膜炎。

幽门 KI21

定位： 在上腹部，脐中上 6 寸，前正中线旁开 0.5 寸。

功效： 健脾和胃，降逆止呕，温经散寒。主治妊娠呕吐，胃痛，胃溃疡，乳腺炎。

腹通谷 KI20

定位： 在上腹部，脐中上 5 寸，前正中线旁开 0.5 寸。

功效： 温经散寒，理气止痛，和胃止呕。主治腹痛，腹胀，呕吐，胸痛，心痛、心悸。

阴都 KI19

定位： 在上腹部，脐中上 4 寸，前正中线旁开 0.5 寸。

功效： 温肾助阳，温经散寒，健脾益气。主治腹胀，肠鸣，腹痛，哮喘，便秘，女性不孕。

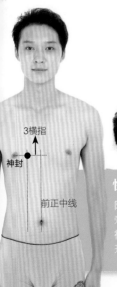

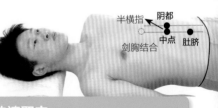

快速取穴

阴都：仰卧，剑胸结合与肚脐连线中点，再旁开半横指处即是。

神封：平乳头的肋间隙中，由前正中线旁开 3 横指处即是。

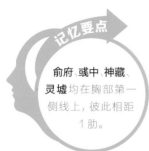

俞府、彧中、神藏、灵墟均在胸部第一侧线上,彼此相距1肋。

彧中 KI26

定位: 在胸部,第1肋间隙,前正中线旁开2寸。

功效: 宽胸理气,止咳化痰。主治咳嗽,胸胁胀满,食欲不振,哮喘,胸膜炎。

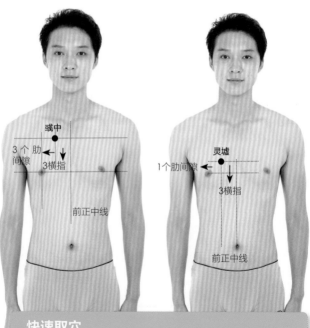

彧中

3个肋间隙

3横指

前正中线

灵墟

1个肋间隙

3横指

前正中线

快速取穴

彧中: 自乳头垂直向上推 3 个肋间隙,肋间隙中,由前正中线旁开 3 横指处即是。

灵墟: 自乳头垂直向上推 1 个肋间隙,肋间隙中,由前正中线旁开 3 横指处即是。

俞府 KI27

定位: 在胸部,锁骨下缘,前正中线旁开2寸。

功效: 止咳平喘,和胃降逆。主治咳嗽,呕吐,胸膜炎,肋间神经痛。

神藏 KI25

定位: 在胸部,第2肋间隙,前正中线旁开2寸。

功效: 宽胸理气,降逆平喘。主治咳嗽,气喘,胸痛,支气管炎,呕吐。

灵墟 KI24

定位: 在胸部,第3肋间隙,前正中线旁开2寸。

功效: 疏风止咳,祛痰平喘,消肿散结。主治咳嗽,哮喘,胸痛,乳痛,胸膜炎,肋间神经痛。

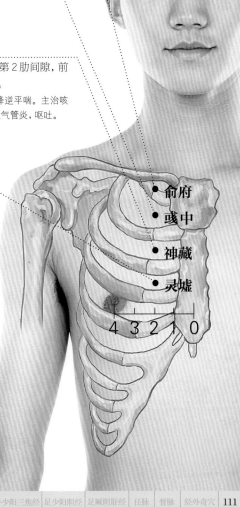

俞府
彧中
神藏
灵墟

4 3 2 1 0

第十章 手厥阴心包经

手厥阴心包经在胸中与足少阴肾经衔接，联系的脏腑器官属心包，络三焦，在无名指端与手少阳三焦经相接。中医的心包，是心外的一层膜，它包裹并护卫着心脏，好像君主的"内臣"，心是君主，它是护卫君主的大将军，任何邪气都不能近身，心包就是代心受过的"受气包"。

经络知识 快速记

心包是心的保护组织，又是气血通道。

戌时(19:00~21:00)

心包经最兴旺，心脏不好的人最好在戌时循按心包经。此时还要给自己创造安然入眠的条件：保持心情舒畅，看书、听音乐或打太极，放松心情，从而释放压力。

心包经禁忌
晚餐不要吃得太过油腻，否则易生亢热而致胸中烦闷、恶心。

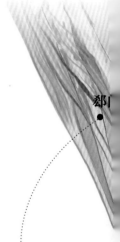

郄门 PC4

定位： 在前臂前区，腕掌侧远端横纹上5寸，掌长肌腱与桡侧腕屈肌腱之间。

功效： 定悸止惊，凉血止血。主治心绞痛，心悸，呕血，鼻塞。

乳头外侧
1寸为**天池**；腋前纹
头下2寸，肱二头肌长、
短二头之间取**天泉**；肘横
纹上、肱二头肌腱尺
侧缘取**曲泽**。

天池 PC1

定位： 在胸部，第4肋间隙，前正中线旁开5寸。

功效： 止咳平喘，疏肝理气。主治咳嗽，胸痛，胸闷，乳汁分泌不足，乳腺炎。

天泉 PC2

定位： 在臂前区，腋前纹头下2寸，肱二头肌的长、短头之间。

功效： 宽胸理气，活血通脉。主治心绞痛，打嗝，上臂内侧痛，胸背痛。

曲泽 PC3

定位： 在肘前区，肘横纹上，肱二头肌腱的尺侧缘凹陷中。

功效： 通脉止痛，健脾和胃。主治胃痛，呕吐，腹泻，风疹，心绞痛，肘臂挛痛不伸。

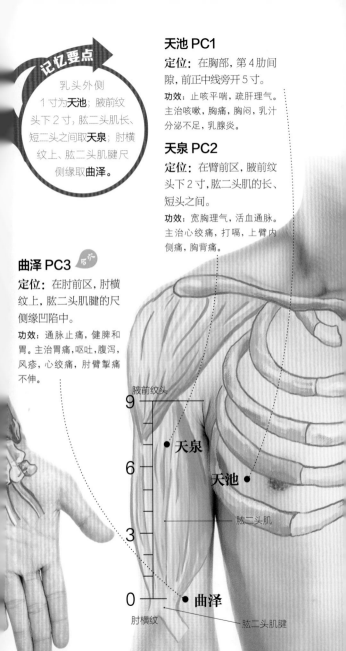

腋前纹头

9

● 天泉

6

天池 ●

肱二头肌

3

0

● 曲泽

肘横纹

肱二头肌腱

手厥阴心包经主治证候

　　心、胸、胃、神志病以及经脉循行部位的其他病症，如心痛，胸闷，心悸，心烦，腋肿，肘臂挛急等症。

间使 PC5　经穴

定位： 在前臂前区，腕掌侧远端横纹上3寸，掌长肌腱与桡侧腕屈肌腱之间。

功效： 宽胸和胃，定悸止惊，清热利湿。主治心肌炎，疟疾，月经不调，荨麻疹。

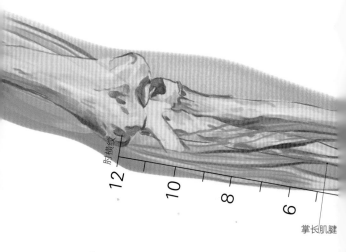

肘横纹

12

10

8

6

掌长肌腱

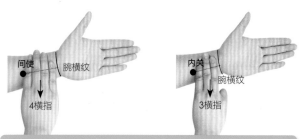

间使　腕横纹

4横指

内关　腕横纹

3横指

快速取穴

间使：微屈腕，从腕横纹向上4横指，两条索状大筋之间即是。

内关：从腕横纹向上3横指，两索状筋之间即是。

内关 PC6

定位： 在前臂前区，腕掌侧远端横纹上2寸，掌长肌腱与桡侧腕屈肌腱之间。

功效： 宁心安神，和胃降逆，宽胸理气。主治心痛，心悸，失眠，癫痫，胃痛，呕吐，打嗝，哮喘，冠心病，汗多，神经性皮炎，小儿惊风。

记忆要点

间使、内关、大陵均在**曲泽**与**大陵**连线上，掌长肌腱与桡侧腕屈肌腱之间；握拳中指尖下为**劳宫**，中指尖端为**中冲**。

大陵 PC7

定位： 在腕前区，腕掌侧远端横纹中，掌长肌腱与桡侧腕屈肌腱之间。

功效： 宁心安神，和营通络，宽胸和胃。主治身热，高血压，小儿惊风，黄疸，食欲不振，手指麻木。

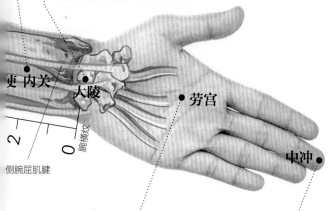

更 内关 · 大陵 · 劳宫

2 0

腕横纹

侧腕屈肌腱

· 中冲

劳宫 PC8

定位： 在掌区，横平第3掌指关节近端，第2、3掌骨之间偏于第3掌骨。

功效： 清心泻热，开窍醒神，消肿止痒。主治热病，汗多，心烦，口腔溃疡，高脂血症。

中冲 PC9

定位： 在手指，中指末端最高点。

功效： 涤痰开窍，清心泻热。主治心痛，心悸，脑卒中，中暑，目赤，舌痛，小儿惊风。

第十一章 手少阳三焦经

手少阳三焦经在无名指与手厥阴心包经衔接，联系的脏腑器官有耳、目，属三焦，络心包，在目外眦与足少阳胆经相接。三焦经直通头面，所以此经的症状多表现在头部和面部，如头痛、耳鸣、咽肿、面部肿痛等。这些疾病都可以通过三焦经上的大穴来调治。

经学歌诀 快速记

三焦经穴二十三，关冲液门中渚间，
阳池外关支沟正，会宗三阳四渎长，
天井清泠渊消泺，臑会肩髎天髎堂，
天牖翳风瘈脉青，颅息角孙耳门当，
和髎耳前发际边，丝竹空在眉外藏。

经络知识 快速记

三焦是六腑中最大的腑，为元气、水谷、水液运行之所。

亥时（21:00~23:00）

三焦经当令，是人们安歇睡眠的时候。在亥时睡眠，百脉可得到最好的休养，对身体、美容十分有益。

> ### 三焦经禁忌
> 子时最好不要吃夜宵或做剧烈运动，以免影响入睡。

液门 TE2 荥穴

定位：在手背，第4、5指间，指蹼缘上方赤白肉际凹陷中。

功效：清热利咽，利三焦，通络止痛。主治手背红肿，五指拘挛，腕部无力，热病。

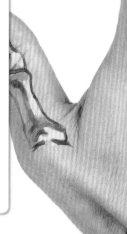

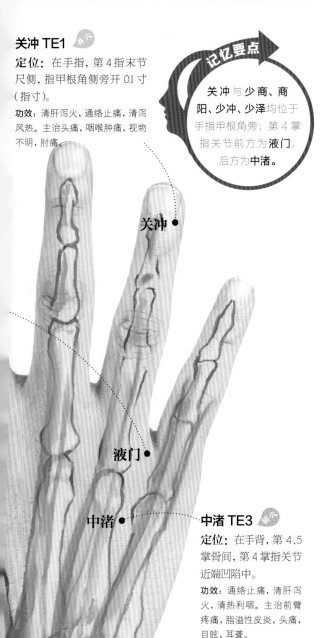

关冲 TE1

定位： 在手指，第 4 指末节尺侧，指甲根角侧旁开 0.1 寸（指寸）。

功效： 清肝泻火，通络止痛，清泻风热。主治头痛，咽喉肿痛，视物不明，肘痛。

记忆要点

关冲 与 少商、商阳、少冲、少泽均位于手指甲根角旁；第 4 掌指关节前方为**液门**，后方为**中渚**。

关冲 ●

液门 ●

中渚 ●

中渚 TE3

定位： 在手背，第 4、5 掌骨间，第 4 掌指关节近端凹陷中。

功效： 通络止痛，清肝泻火，清热利咽。主治前臂疼痛，脂溢性皮炎，头痛，目眩，耳聋。

手少阳三焦经主治证候

头、耳、目、胸胁、咽喉病，热病以及经脉循行部位的其他病症，如腹胀，水肿，遗尿，小便不利，耳鸣，耳聋，咽喉肿痛，目赤肿痛，颊肿等症。

支沟 TE6

定位： 在前臂后区，腕背侧远端横纹上3寸，尺骨与桡骨间隙中点。

功效： 疏肝理气，活血止痛。主治胸胁痛，腹胀，便秘，心绞痛，上肢麻痹。

记忆要点

阳池与阳谷均在腕背横纹上，外关、支沟、三阳络均在阳池与肘尖连线上，外关与内关相对，支沟与间使相对。

外关 TE5

定位： 在前臂后区，腕背侧远端横纹上2寸，尺骨与桡骨间隙中点。

功效： 清热消肿，通经活络。主治感冒，头痛，三叉神经痛，颈椎病，落枕。

阳池 TE4

定位： 在腕后区，腕背侧远端横纹上，指伸肌腱的尺侧缘凹陷中。

功效： 清热通络，益阴增液。主治腕关节肿痛，前臂及肘部疼痛，口干，糖尿病。

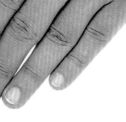

三阳络 TE8

定位： 在前臂后区，腕背侧远端横纹上4寸，尺骨与桡骨间隙中点。

功效： 清肝泻火，疏风清热，通络止痛。主治前臂酸痛，耳聋，牙痛，脑血管病后遗症。

桡骨

• 三阳络

• 支沟

• 会宗

尺骨

12

10

8

6

4

2

会宗 TE7 郄穴

定位： 在前臂后区，腕背侧远端横纹上3寸，尺骨的桡侧缘。

功效： 清肝泻火，化痰开窍，温通经脉。主治偏头痛，耳聋，耳鸣，咳喘胸满，臂痛。

快速取穴

阳池：抬臂垂腕，背面，由第4掌骨向上推至腕关节横纹，可触及凹陷处即是。

支沟：抬臂俯掌，掌腕背横纹中点直上4横指，前臂两骨之间的凹陷处即是。

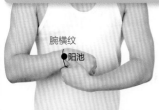

腕横纹

●阳池

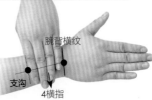

腕背横纹

支沟

4横指

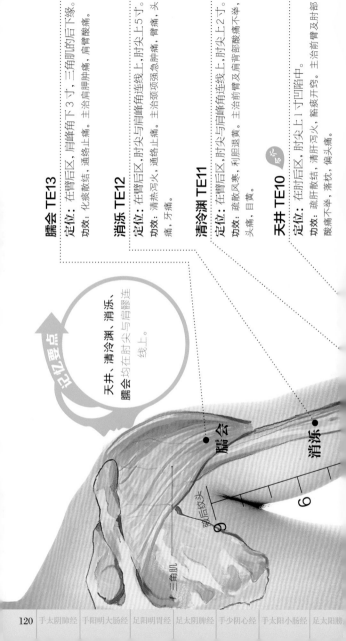

臑会 TE13

定位： 在臂后区，肩峰角下3寸，三角肌的后下缘。

功效： 化痰散结，通络止痛。主治肩胛肿痛，肩臂酸痛。

消泺 TE12

定位： 在臂后区，肘尖与肩峰角连线上，肘尖上5寸。

功效： 清热泻火，通络止痛。主治颈项强急肿痛，臂痛，头痛，牙痛。

清冷渊 TE11

定位： 在臂后区，肘尖与肩峰角连线上，肘尖上2寸。

功效： 疏散风寒，利胆退黄。主治前臂及肩背部酸痛不举，头痛，目黄。

天井 TE10 合穴

定位： 在肘后区，肘尖上1寸凹陷中。

功效： 疏肝散结，清肝泻火，豁痰开窍。主治前臂及肘部酸痛不举，落枕，偏头痛。

记忆要点

天井、清冷渊、消泺、臑会均在肘尖与肩峰连线上。

三角肌

臑后纹头

臑会

消泺

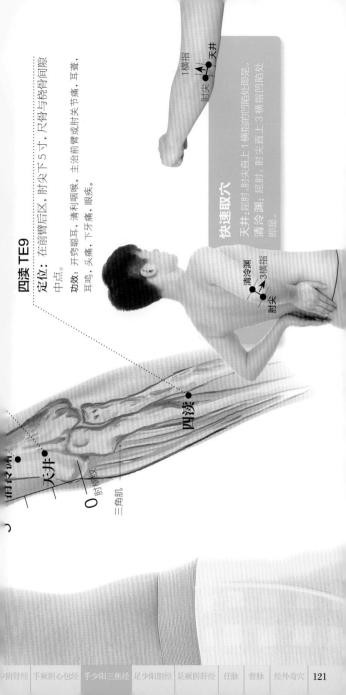

四渎 TE9

定位： 在前臂后区，肘尖下5寸，尺骨与桡骨间隙中点。

功效： 开窍聪耳，清利咽喉。主治前臂或肘关节痛，耳聋，耳鸣，头痛，下牙痛，眼疾。

快速取穴

天井：屈肘，肘尖直上1横指的凹陷处即是。
清冷渊：屈肘，肘尖直上3横指凹陷处即是。

天井：屈肘，肘尖直上1横指的凹陷处即是。

清冷渊

肘尖

3横指

1横指

天井

肘尖

天井

四渎

肘横纹

0

三角肌

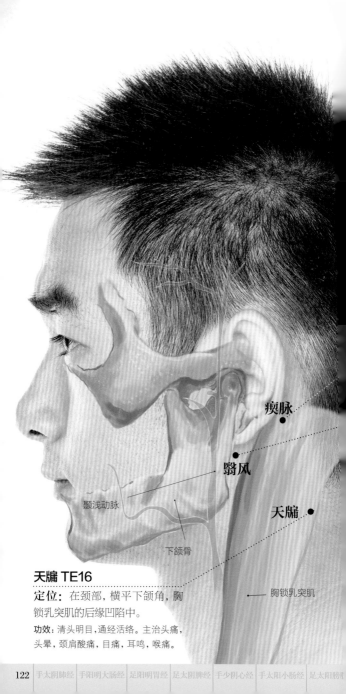

瘈脉

翳风

颞浅动脉

下颌骨

天牖

胸锁乳突肌

天牖 TE16

定位： 在颈部，横平下颌角，胸锁乳突肌的后缘凹陷中。

功效： 清头明目，通经活络。主治头痛，头晕，颈肩酸痛，目痛，耳鸣，喉痛。

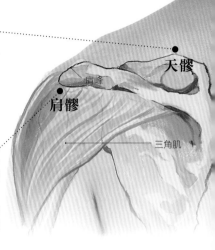

天髎 TE15

定位： 在肩胛区，肩胛骨上角骨际凹陷中。

功效： 祛风除湿，通经止痛。主治肩臂痛，颈项僵硬疼痛，胸中烦满。

肩髎 TE14

定位： 在三角肌区，肩峰角与肱骨大结节两骨间凹陷中。

功效： 活血化瘀，通络止痛。主治肩周炎，荨麻疹。

瘈脉 TE18

定位： 在头部，乳突中央，角孙至翳风沿耳轮弧形连线的上 2/3 与下 1/3 交点处。

功效： 镇惊熄风，活络通窍。主治头痛，耳聋，耳鸣，小儿惊风，呕吐。

翳风 TE17

定位： 在颈部，耳垂后方，乳突下端前方凹陷中。

功效： 清热泻火，疏肝理气。主治中耳炎，三叉神经痛，牙痛，颊肿，失眠。

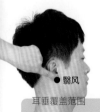

翳风

耳垂覆盖范围

肩峰角

肩髎

快速取穴

翳风：头偏向一侧，将耳垂下压，所覆盖范围中的凹陷处即是。

肩髎：外展上臂，肩峰角后下方呈现凹陷处即是。

翳风、瘛脉、颅息、角孙均在沿耳轮连线上，**耳门**在耳屏前方，耳郭根之前方为**耳和髎**，眉毛外侧端为**丝竹空**。

角孙 TE20

定位： 在头部，耳尖正对发际处。

功效： 清热消肿，散风止痛。主治目赤肿痛，牙痛，头痛，颈项僵硬。

丝竹空 TE23

定位： 在面部，眉梢凹陷中。

功效： 清头明目，散骨镇惊。主治头痛，头晕，目赤肿痛，视神经萎缩。

耳和髎 TE22

定位： 在头部，鬓发后缘，耳郭根的前方，颞浅动脉的后缘。

功效： 祛风通络，解痉止痛。主治牙关拘急，口眼歪斜，头痛，耳鸣。

耳门 TE21

定位： 在耳区，耳屏上切迹与下颌骨髁突之间的凹陷中。

功效： 开窍聪耳，平肝熄风。主治耳鸣，耳聋，耳道流脓，中耳炎，牙痛。

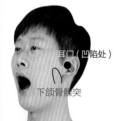

耳门（凹陷处）

下颌骨髁突

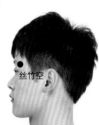

丝竹空

快速取穴

耳门：耳屏上缘的前方，张口有凹陷处即是。

丝竹空：在面部，眉毛外侧缘眉梢凹陷处。

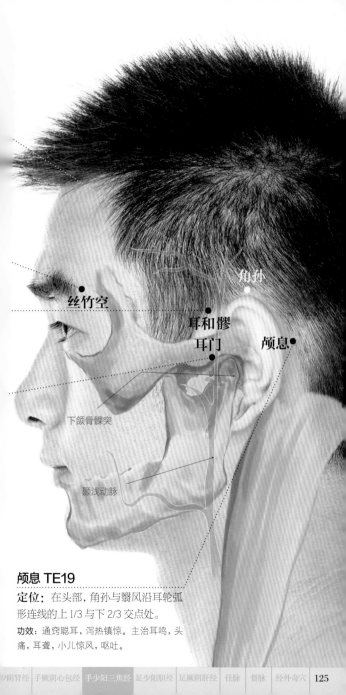

角孙

丝竹空

耳和髎
耳门

颅息

下颌骨髁突

颞浅动脉

颅息 TE19

定位： 在头部，角孙与翳风沿耳轮弧
形连线的上 1/3 与下 2/3 交点处。

功效： 通窍聪耳，泻热镇惊。主治耳鸣，头
痛，耳聋，小儿惊风，呕吐。

第十二章　足少阳胆经

足少阳胆经在目外眦与手少阳三焦经衔接，联系的脏腑器官有目、耳，属胆，络肝，在足大趾趾甲后与足厥阴肝经相接。胆经贯穿全身上下，上至头面部，中到肩胸肚腹，下至足部，因此身体很多的问题都能通过胆经来缓解。所以胆经是众人喜爱的明星经脉。

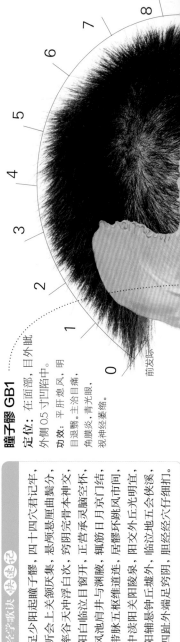

前发际

0 1 2 3 4 5 6 7 8

瞳子髎 GB1

定位： 在面部，目外眦外侧 0.5 寸凹陷中。

功效： 平肝熄风，明目退翳。主治目痛、角膜炎、青光眼、视神经萎缩。

10 11 后发际 12

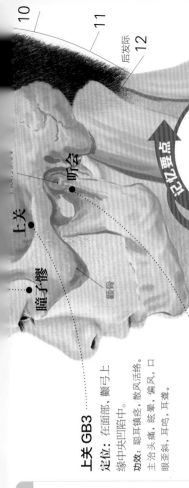

记忆要点

听会与听宫、耳门均在下颌骨髁突后缘、耳屏前方；下关与上关分别在颧弓下缘、上缘。

瞳子髎　上关　听会

颧骨

上关 GB3

定位： 在面部，颧弓上缘中央凹陷中。

功效： 聪耳镇痉，散风活络。主治头痛、眩晕、偏风、口眼喎斜、耳鸣、耳聋。

听会 GB2

定位： 在面部，耳屏间切迹与下颌骨髁突之间的凹陷中。

功效： 开窍聪耳，祛风通络。主治头痛、下颌关节炎、口眼喎斜、耳鸣、耳聋。

经络知识**快速记**

《黄帝内经》中说，子时（23:00~1:00）一阳初生，犹如种子开始发芽，嫩芽受损影响最大。这时不要熬夜，要及时上床睡觉。人在子时前入睡，晨醒后头脑清爽，气色红润，没有黑眼圈。反之，常于子时内不能入睡者，则气色青白，眼睑昏黑。同时因胆汁不排毒代谢不良，更容易生成结晶，结石。

胆经禁忌

熬夜可能出现内分泌失调的症状，所以最好不要养成熬夜的习惯。

足少阳胆经主治证候

头、目、耳、咽喉病，神志病，热病以及经脉循行部位的其他病症，如口苦，目眩，疟疾，头痛，下肢外侧痛，足外侧痛，足外侧发热等症。

记忆要点

头维、颔厌、悬颅、悬厘、曲鬓均在头部鬓发上，且等距分布。

颔厌 GB4

定位： 从头维至曲鬓的弧形连线的上 1/4 与下 3/4 的交点处。

功效： 清热开窍，通络止痛。主治眩晕，偏头痛，颈项痛，耳鸣。

悬厘 GB6

定位： 在头部，从头维至曲鬓的弧形连线的上 3/4 与下 1/4 的交点处。

功效： 通络止痛，清热散风。主治热病汗不出，头痛，眩晕，三叉神经痛。

天冲 GB9

定位： 在头部，耳根后缘直上，入发际 2 寸。

功效： 祛风止痛，清热消肿，益气补阳。主治头痛，眩晕，癫痫，呕吐，牙龈肿痛。

曲鬓 GB7

定位： 在头部，耳前鬓角发际后缘与耳尖水平线的交点处。

功效： 清热止痛，活络通窍。主治头痛，眩晕，口眼歪斜，牙痛，颊肿。

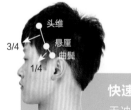

快速取穴

天冲：耳根后缘，直上入发际 3 横指处即是。

悬厘：先找到头维穴和曲鬓穴，两穴连线，下 1/4 处即是。

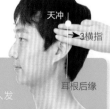

悬颅 GB5

定位： 在头部，从头维至曲鬓的弧形连线的中点处。

功效： 清热消肿，散瘀止痛。主治偏头痛，目外眦红肿，牙痛，鼻炎。

率谷 GB8

定位： 在头部，耳尖直上入发际1.5寸。

功效： 平肝熄风，疏经活络。主治头痛，眩晕，小儿惊风，胃寒，呕吐。

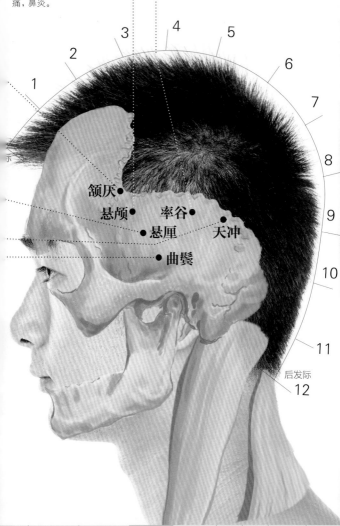

颔厌●
悬颅●   率谷●
    悬厘●   天冲●
        曲鬓●

本神 GB13

定位： 在头部，前发际上 0.5 寸，头正中线旁开 3 寸。

功效： 平肝熄风，化痰开窍，安神止痛。主治头痛，眩晕，颈项强急，脑卒中，小儿惊风。

头窍阴 GB11

定位： 在头部，耳后乳突的后上方，从天冲到完骨的弧形连线的上 2/3 与下 1/3 交点处。

功效： 清肝泻火，聪耳开窍。主治头痛，眩晕，耳鸣，耳聋，牙痛，口苦。

完骨 GB12

定位： 在头部，耳后乳突的后下方凹陷中。

功效： 祛邪宁神，祛风通络。主治腮腺炎，耳鸣，耳聋，失眠，失语症。

头临泣 GB15

定位： 在头部，前发际上 0.5 寸，瞳孔直上。

功效： 聪耳明目，安神定志。主治头痛，目眩，目赤肿痛，耳鸣，耳聋，脑卒中。

阳白 GB14

定位： 在头部，眉上 1 寸，瞳孔直上。

功效： 滋肝补肾，祛风化湿。主治夜盲症，颈项强急，角膜痒痛，近视，面瘫。

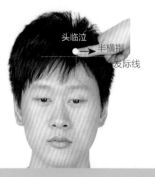

头临泣
半横指
发际线

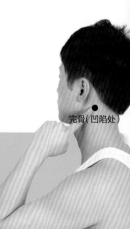

完骨（凹陷处）

快速取穴

头临泣： 正坐，眼向前平视，自瞳孔直上，入发际半横指处即是。

完骨： 耳后下方，可摸到一明显突起，其后下方凹陷处即是。

浮白 GB10

定位： 在头部，耳后乳突的后上方，从天冲至完骨弧形连线的上 1/3 与下 2/3 交点处。

功效： 清肝泻火，理气散结。主治逆咳，发白，胸痛，打嗝，耳聋。

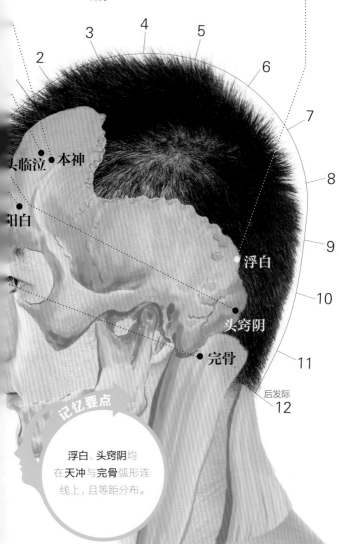

头临泣　●本神

阳白

3

2

4

5

6

7

8

9

10

11

12

浮白

头窍阴

完骨

后发际

记忆要点

浮白、头窍阴均在**天冲**与**完骨**弧形连线上，且等距分布。

正营 GB17

定位： 在头部，前发际
上2.5寸，瞳孔直上。

功效：平肝明目，清热消肿。
主治头痛，头晕，目痛，眩晕，
呕吐，惶恐不安。

目窗 GB16

定位： 在头部，前发际
上1.5寸，瞳孔直上。

功效：明目开窍，祛风定惊。
主治头痛，头晕，小儿惊风，
白内障，近视。

脑空 GB19

定位： 在头部，横平枕外隆
凸的上缘，风池直上。

功效：平肝熄风，醒脑开窍。主
治耳聋，癫痫，眩晕，感冒，身热，
惊悸。

承灵 GB18

定位： 在头部，前发际上4寸，
瞳孔直上。

功效：凉血止血，通络止痛。主
治头痛，眩晕，目痛，风寒，鼻塞，
鼻出血。

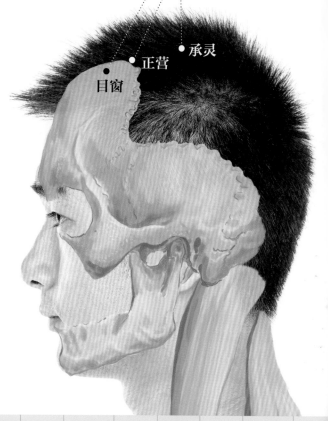

承灵

正营

目窗

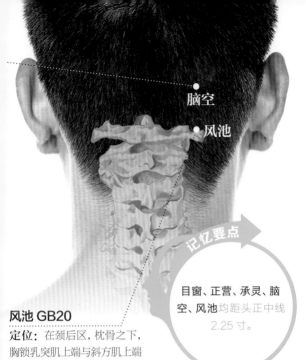

脑空

风池

记忆要点

目窗、正营、承灵、脑空、风池均距头正中线 2.25 寸。

风池 GB20

定位： 在颈后区，枕骨之下，胸锁乳突肌上端与斜方肌上端之间的凹陷中。

功效： 平肝潜阳，祛风散毒。主治外感发热，荨麻疹，颈椎病，落枕。

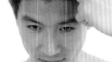

百会穴

承灵

1横指

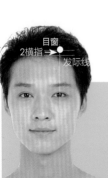

目窗

2横指

发际线

快速取穴

目窗： 正坐，眼向前平视，自瞳孔直上，入发际 2 横指处即是。

承灵： 百会穴向前 1 横指作一水平线，再与瞳孔作一垂直线，两条线交点处即是。

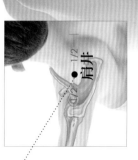

肩井 GB21

定位： 在肩胛区，第 7 颈椎棘突与肩峰最外侧点连线的中点。

功效： 祛风清热，活络消肿。主治肩臂疼痛、落枕、颈椎病、肩周炎、情志抑郁、颈椎病、更年期综合征。

渊腋 GB22

定位： 在胸外侧区，第 4 肋间隙中，在腋中线上。

功效： 理气宽胸，消肿止痛。主治胸膜炎、腋下汗多、腋下肿、臂痛不举。

辄筋 GB23

定位： 在胸外侧区，第 4 肋间隙中，腋中线前 1 寸。

功效： 降逆平喘，理气止痛。主治咳嗽、气喘、呕吐、吞酸。

日月 GB24

定位： 在胸部，第 7 肋间隙中，前正中线旁开 4 寸。

功效： 利胆疏肝，降逆和胃。主治肋间神经痛、胃十二指肠溃疡、膈肌痉挛、膈肌痉挛。

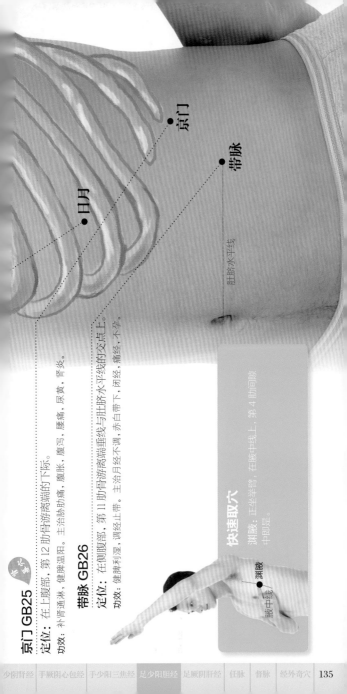

京门 GB25

定位： 在上腹部，第 12 肋骨游离端的下际。

功效： 补肾通淋，健脾温阳。主治胁肋痛、腹胀、腹泻、腰痛、尿黄、膀炎。

带脉 GB26

定位： 在侧腹部，第 11 肋骨游离端垂线与脐水平线的交点上。

功效： 健脾利湿，调经止带。主治月经不调、赤白带下、闭经、痛经、不孕。

日月

京门

带脉

脐水平线

快速取穴

渊腋：正坐举臂，在腋中线上，第 4 肋间隙中即是。

渊腋

腋中线

风市 GB31

定位： 在股部，直立垂手，掌心贴于大腿时，中指尖所指凹陷中，髂胫束后缘。

功效： 祛风散寒，除湿止痛。主治眩晕，脑卒中，半身不遂，下肢痿痹，神经性皮炎，皮肤瘙痒，脂溢性皮炎，荨麻疹。

中渎 GB32

定位： 在股部，腘横纹上7寸，髂胫束后缘。

功效： 祛风温经，祛风活络。主治下肢麻痹痉挛，膝关节炎，坐骨神经痛。

居髎 GB29

定位： 在臀区，髂前上棘与股骨大转子最凸点连线的中点处。

功效： 舒筋活络，益肾强腰。主治腰腿痹痛，月经不调，膀胱炎，肾炎。

五枢 GB27

定位： 在下腹部，横平脐下3寸，髂前上棘内侧。

功效： 调经止带，调理下焦。主治月经不调，子宫内膜炎，痛经，阴道炎，睾丸炎。

维道 GB28

定位： 在下腹部，髂前上棘内下0.5寸。

功效： 调理冲任，利水止痛。主治盆腔炎，附件炎，子宫脱垂，肾炎。

环跳 GB30

定位： 在臀区，股骨大转子最凸点与骶管裂孔连线上的外1/3与内2/3交点处。

功效： 祛风化湿，强健腰膝。主治腰胯疼痛，腰痛，下肢痿痹，坐骨神经痛。

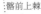

髂前上棘

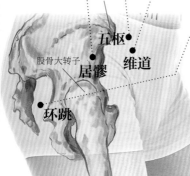

五枢

股骨大转子

居髎

维道

环跳

五枢、维道、居髎均与髂前上棘有关,其前方为**五枢**,前下方为**维道**,其与股骨大转子连线的中点为**居髎**。

臀沟

—— 髂胫束

● **风市**

● **中渎**

—— 股二头肌腱

膝阳关

腘横纹

股骨外上髁

膝阳关 GB33

定位: 在膝部,股骨外上髁后上缘,股二头肌腱与髂胫束之间的凹陷中。

功效:疏利关节,祛风化湿。主治膝关节肿痛,腘筋挛急,小腿麻木。

膝阳关

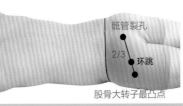

骶管裂孔

2/3

环跳

股骨大转子最凸点

快速取穴

环跳: 股骨大转子最凸点与骶管裂孔作一直线,外 1/3 与内 2/3 的交点处即是。

膝阳关: 屈膝 90°,膝上外侧有一高骨,其上方有一凹陷处即是。

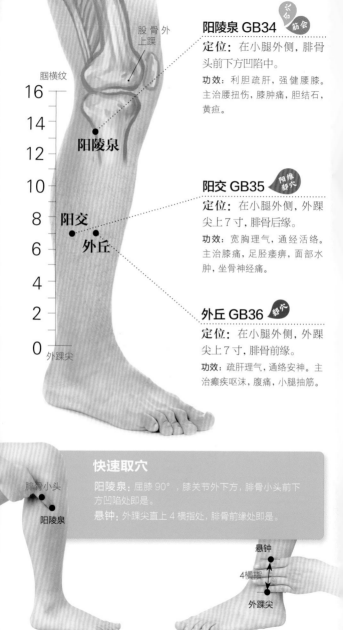

股骨外上踝

腘横纹

阳陵泉

阳交

外丘

外踝尖

阳陵泉 GB34 合穴 筋会

定位： 在小腿外侧，腓骨头前下方凹陷中。

功效： 利胆疏肝，强健腰膝。主治腰扭伤，膝肿痛，胆结石，黄疸。

阳交 GB35 阳维郄穴

定位： 在小腿外侧，外踝尖上7寸，腓骨后缘。

功效： 宽胸理气，通经活络。主治膝痛，足胫痿痹，面部水肿，坐骨神经痛。

外丘 GB36 郄穴

定位： 在小腿外侧，外踝尖上7寸，腓骨前缘。

功效： 疏肝理气，通络安神。主治癫疾呕沫，腹痛，小腿抽筋。

快速取穴

腓骨小头

阳陵泉

阳陵泉： 屈膝90°，膝关节外下方，腓骨小头前下方凹陷处即是。

悬钟： 外踝尖直上4横指处，腓骨前缘处即是。

悬钟

4横指

外踝尖

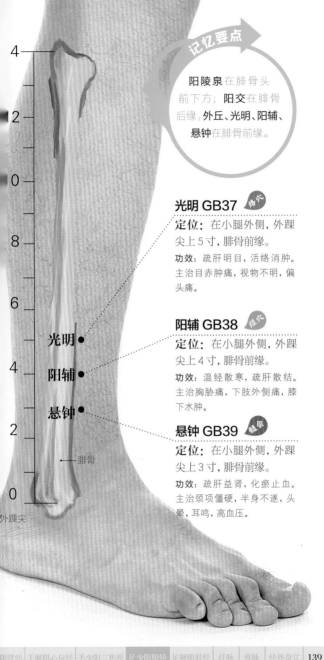

4

2

0

8

6

4

2

0

外踝尖

阳陵泉在腓骨头前下方；阳交在腓骨后缘，外丘、光明、阳辅、悬钟在腓骨前缘。

光明 GB37 络穴

定位： 在小腿外侧，外踝尖上5寸，腓骨前缘。

功效： 疏肝明目，活络消肿。主治目赤肿痛，视物不明，偏头痛。

阳辅 GB38 经穴

定位： 在小腿外侧，外踝尖上4寸，腓骨前缘。

功效： 温经散寒，疏肝散结。主治胸胁痛，下肢外侧痛，膝下水肿。

悬钟 GB39 髓会

定位： 在小腿外侧，外踝尖上3寸，腓骨前缘。

功效： 疏肝益肾，化瘀止血。主治颈项僵硬，半身不遂，头晕，耳鸣，高血压。

光明 ●
阳辅 ●
悬钟 ●

—— 腓骨

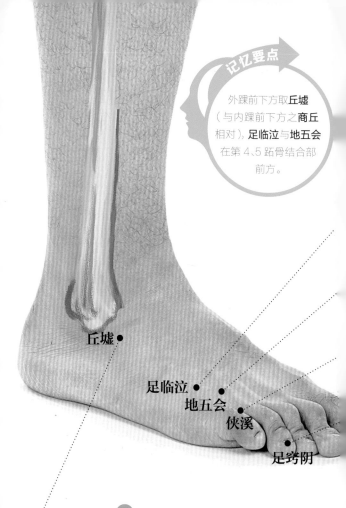

记忆要点

外踝前下方取**丘墟**
（与内踝前下方之**商丘**
相对），**足临泣**与**地五会**
在第 4、5 跖骨结合部
前方。

丘墟●

足临泣●　●

地五会　●

侠溪

足窍阴

丘墟 GB40 原穴

定位： 在踝区，外踝的前下方，趾长伸肌腱的外
侧凹陷中。

功效： 健脾利湿，疏肝理气，舒筋活络。主治胸胁痛，
髋关节疼痛，下肢酸痛。

 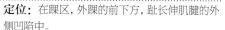

足临泣 GB41

定位: 在足背,第4、5跖骨底结合部的前方,第5趾长伸肌腱外侧凹陷中。

功效: 补脾益肾,疏肝理气。主治头痛,目赤肿痛,牙痛,乳痈,胁肋痛。

地五会 GB42

定位: 在足背,第4、5跖骨间,第4跖趾关节近端凹陷中。

功效: 疏肝消肿,通经活络。主治咽肿,目赤肿痛,腋部肿痛,耳聋。

侠溪 GB43

定位: 在足背,第4、5趾间,趾蹼缘后方赤白肉际处。

功效: 散瘀行气,消肿止痛。主治目痛,头痛,颊肿,肋间神经痛,乳腺炎。

足窍阴 GB44

定位: 在足趾,第4趾末节外侧,趾甲根角侧后方0.1寸(指寸)。

功效: 疏肝止痛,清热消肿。主治偏头痛,目赤肿痛,耳鸣,耳聋,胸胁痛。

快速取穴

足临泣:坐位,小趾向上跷起,小趾长伸肌腱外侧凹陷中,按压有酸胀感处即是。

足窍阴:坐位,第4趾趾甲外侧缘与下缘各做一垂线交点处即是。

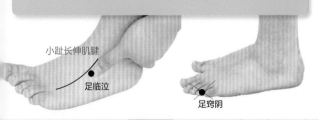

小趾长伸肌腱

足临泣

足窍阴

第十三章 足厥阴肝经

　　足厥阴肝经在足大趾趾甲后与足少阳胆经衔接，联系的脏腑器官有阴器、目系、喉咙之后、颃颡（咽上上腭与鼻相通的部位）、唇内、胃、肺，属肝，络胆，在肺中与手太阴肺经相接。肝和人的情绪息息相关，肝经出现压抑或者其他问题，人的情绪就会烦躁、低落，与之相联的脏器功能就不能得到很好地发挥，进而影响全身健康。

经学歌诀 快速记

一十四穴足厥阴，
大敦行间太冲寻，
中封蠡沟中都近，
膝关曲泉阴包临，
五里阴廉急脉寻，
章门仰望见期门。

经络知识

肝经从足部大敦至胸部期门，左右共 28 穴。夜晚应静卧休息，不必刺激肝经上的穴位。中医理论认为"肝藏血""人卧则血归于肝"。

丑时(1:00~3:00)

保持熟睡是对肝最好的关怀。如果丑时不能入睡，肝脏还在输出能量支持人的思维和行动，就无法完成新陈代谢。

肝经禁忌

熬夜对肝经的伤害很大，丑时前未能入睡者，情志怠慢而躁，易生肝病，脸色晦暗易长斑。

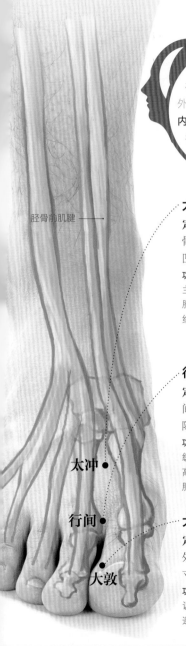

大敦在趾甲根角旁，且与隐白内外相对；**行间**与侠溪、内庭均在趾蹼缘后方，行间直上约1.5寸处为**太冲**。

胫骨前肌腱——

太冲 LR3

定位： 在足背，第1、2跖骨间，跖骨底结合部前方凹陷中，或触及动脉搏动。

功效： 疏肝理气，清热消肿。主治失眠，头痛，腰痛，全身胀痛，甲状腺肿大，肝炎，闭经，胆囊炎。

行间 LR2

定位： 在足背，第1、2趾间，趾蹼缘后方赤白肉际处。

功效： 温经散寒，清热消肿，缓急止痛。主治目赤，头痛，高血压，阳痿，痛经，甲状腺肿大。

大敦 LR1

定位： 在足趾，大趾末节外侧，趾甲根角侧后方0.1寸（指寸）。

功效： 疏肝理气，温经散寒，调经止淋。主治闭经，崩漏，遗尿，月经不调，睾丸炎。

太冲●

行间●

●大敦

足厥阴肝经主治证候

肝病，妇科、前阴病以及经脉循行部位的其他病症，如腰痛，胸满，呃逆，遗尿，小便不利，疝气，小腹痛等症。

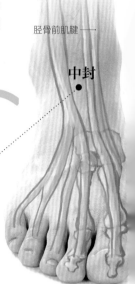

胫骨前肌腱——

中封

中封 LR4

定位： 在踝区，内踝前，胫骨前肌肌腱的内侧缘凹陷中。

功效：清泻肝胆，通利下焦，舒筋通络。主治内踝肿痛，遗精，小腹痛。

中都 LR6

定位： 在小腿内侧，内踝尖上7寸，胫骨内侧面的中央。

功效：温经散寒，补益脾肾，缓急止痛。主治疝气，痢疾，小腹痛，遗精，崩漏。

快速取穴

中封：坐位，大脚趾上跷，足背内侧可见两条大筋，二者之间的凹陷处即是。
膝关：先找到阴陵泉穴，向后1横指，可触及一凹陷处即是。

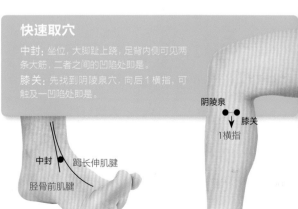

中封　踇长伸肌腱

胫骨前肌腱

阴陵泉　膝关　1横指

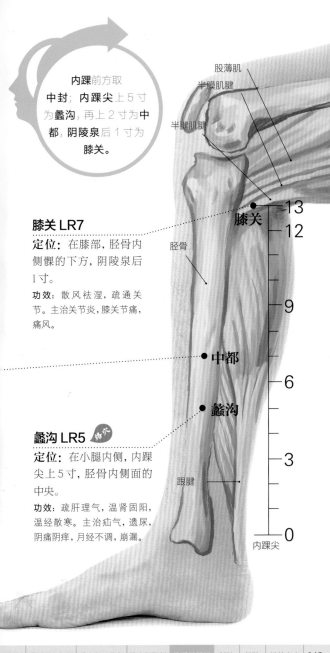

内踝前方取
中封：内踝尖上 5 寸为蠡沟，再上 2 寸为中都，阴陵泉后 1 寸为膝关。

股薄肌
半膜肌腱
半腱肌腱

膝关

胫骨

膝关 LR7

定位： 在膝部，胫骨内侧髁的下方，阴陵泉后1寸。

功效： 散风祛湿，疏通关节。主治关节炎，膝关节痛，痛风。

中都

蠡沟

跟腱

蠡沟 LR5 络穴

定位： 在小腿内侧，内踝尖上 5 寸，胫骨内侧面的中央。

功效： 疏肝理气，温肾固阳，温经散寒。主治疝气，遗尿，阴痛阴痒，月经不调，崩漏。

内踝尖

13
12

9

6

3

0

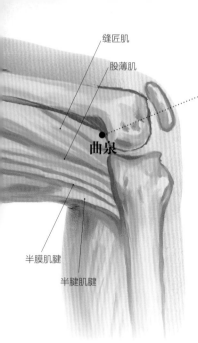

缝匠肌

股薄肌

半膜肌腱

半腱肌腱

曲泉

曲泉 LR8

定位： 在膝部，腘横纹内侧端，半腱肌肌腱内缘凹陷中。

功效： 滋精固涩。主治月经不调，子宫脱垂，乳腺增生，阳痿。

阴廉 LR11

定位： 在股前区，气冲直下2寸。

功效： 调经止带，通利下焦。主治月经不调，小腹疼痛，下肢痉挛。

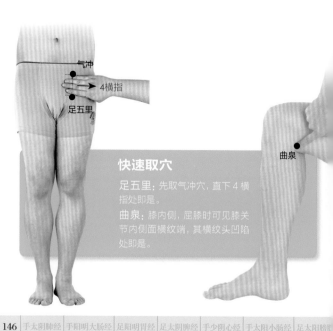

气冲

4横指

足五里

曲泉

快速取穴

足五里： 先取气冲穴，直下4横指处即是。

曲泉： 膝内侧，屈膝时可见膝关节内侧面横纹端，其横纹头凹陷处即是。

胫骨内侧髁后上方取**曲泉**，缝匠肌后缘取**阴包**，足五里、阴廉均在**气冲**直下方。

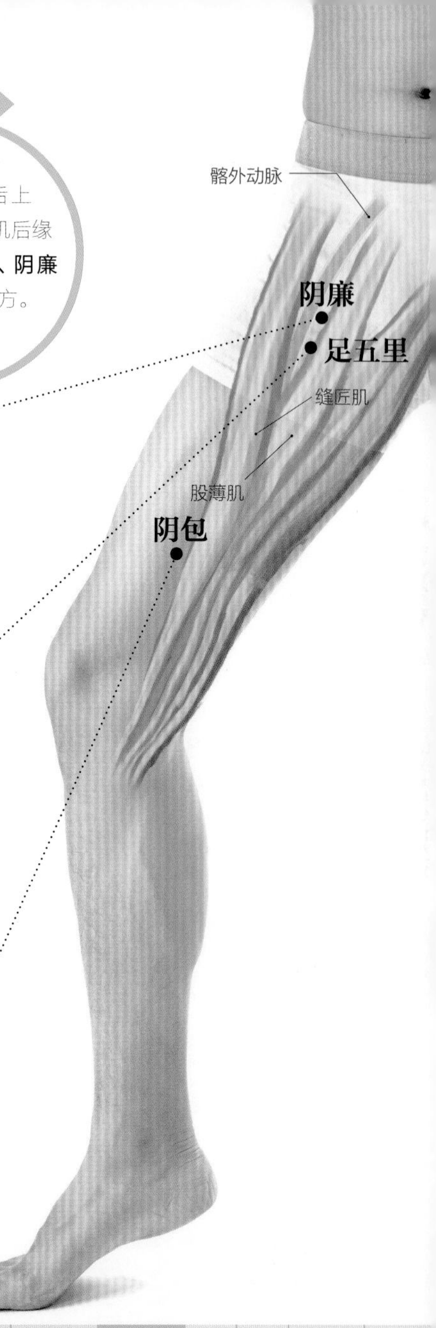

髂外动脉

阴廉

足五里

缝匠肌

股薄肌

阴包

足五里 LR10

定位：在股前区，气冲直下3寸，动脉搏动处。

功效：疏肝理气，清利湿热。主治腹胀，小便不通，阴囊湿痒。

阴包 LR9

定位：在股前区，髌底上4寸，股薄肌与缝匠肌之间。

功效：调经止痛，调补肝肾，补益肾气。主治月经不调，腰骶痛，小便难，遗尿。

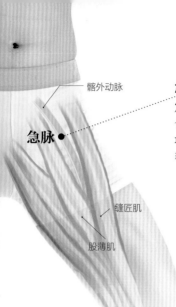

髂外动脉

缝匠肌

股薄肌

急脉 •

急脉 LR12

定位: 在腹股沟区, 横平耻骨联合上缘, 前正中线旁开2.5寸。

功效: 理气止痛, 温经散寒。主治小腹痛, 疝气, 阴茎痛, 股内侧部疼痛。

期门 LR14

定位: 在胸部, 第6肋间隙, 前正中线旁开4寸。

功效: 宽胸理气, 降逆止呕, 行气止痛。主治乳房胀痛, 肋间神经痛, 情志抑郁。

章门 LR13

定位: 在侧腹部, 第11肋游离端的下际。

功效: 温运脾阳, 疏肝健脾, 理气散结。主治腹痛, 腹胀, 口干, 口苦, 呕吐, 打嗝, 腹泻。

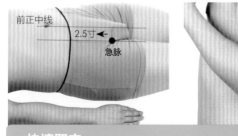

前正中线

2.5寸

急脉

章门

快速取穴

急脉: 腹股沟动脉搏动处, 正中线旁开约2.5寸处即是。

章门: 正坐, 屈肘合腋, 肘尖所指处, 按压有酸胀感处即是。

手太阴肺经 | 手阳明大肠经 | 足阳明胃经 | 足太阴脾经 | 手少阴心经 | 手太阳小肠经 | 足太阳膀胱经

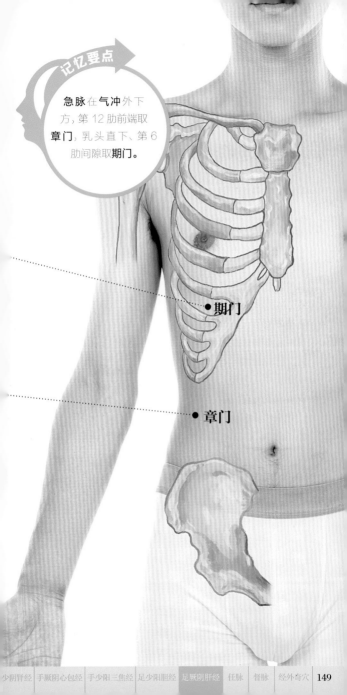

急脉在气冲外下方，第12肋前端取章门，乳头直下、第6肋间隙取期门。

● 期门

● 章门

第十四章 任脉

任脉起于胞中,其主干行于前正中线,按十四经流注与督脉衔接,交于手太阴肺经。联系的脏腑器官主要有胞中(包含丹田、下焦、肝、胆、肾、膀胱),咽喉,唇口,目。任脉运行的路线和人体的生殖系统相对应,下出会阴,沿着腹部和胸部正中线上行,与女子经、带、胎、产等关系密切,是女性一生的保护神。

经学歌诀 快速记

任脉中行二十四,
会阴潜伏二阴间,
曲骨之上中极在,
关元石门气海边,
阴交神阙水分处,
下脘建里中脘前,
上脘巨阙连鸠尾,
中庭膻中玉堂连,
紫宫华盖循璇玑,
天突廉泉承浆端。

会阴 CV1

定位: 在会阴区,男性在阴囊根部与肛门连线的中点;女性在大阴唇后联合与肛门连线的中点。

功效: 醒神镇惊,调经止带。主治阴道炎,闭经,便秘,闭经。

经络知识 快速记

任脉上有几个重要的穴位,重点对它们进行刺激,可以对任脉起到保养作用。选取中脘、气海、关元三个穴位,用中指指腹进行按摩,每次 5 分钟左右,以有微微的麻胀感为佳。也可以用艾条进行温和灸,每次 10~15 分钟,对于女性生殖系统有良好的保健养生作用,能保养整个生殖系统,预防早衰。保养任脉没有特定的时间。

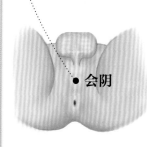

● 会阴

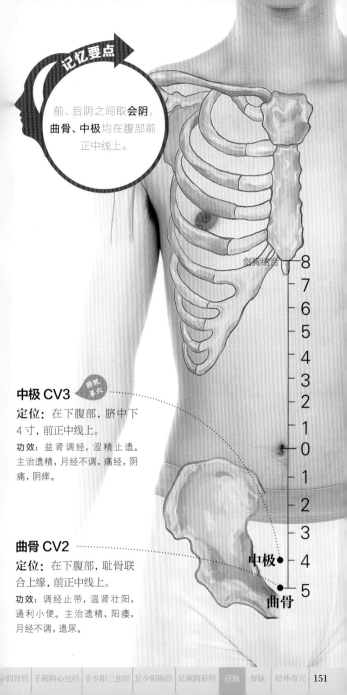

记忆要点

前、后阴之间取**会阴**，
曲骨、中极均在腹部前
正中线上。

剑胸结会

8
7
6
5
4
3
2
1
0
1
2
3
4
5

膀胱
募穴

中极 CV3

定位： 在下腹部，脐中下
4 寸，前正中线上。

功效： 益肾调经，涩精止遗。
主治遗精，月经不调，痛经，阴
痛，阴痒。

曲骨 CV2

定位： 在下腹部，耻骨联
合上缘，前正中线上。

功效： 调经止带，温肾壮阳，
通利小便。主治遗精，阳痿，
月经不调，遗尿。

中极●

曲骨●

任脉主治证候

　　腹、胸、颈、头面的局部病症和相应的内脏、器官疾病，如腹胀、肠鸣、泄泻、失眠、健忘、呕吐、心悸、胸痛、喉痹、咽肿等病症。

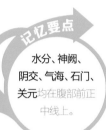

记忆要点

水分、神阙、阴交、气海、石门、关元均在腹部前正中线上。

阴交 CV7

定位： 在下腹部，脐中下1寸，前正中线上。

功效： 调经止带，利水消肿。主治阴部多汗湿痒，月经不调，脐下绞痛。

气海 CV6

定位： 在下腹部，脐中下1.5寸，前正中线上。

功效： 益气助阳，调经止带。主治阳痿，遗精，月经不调，子宫肌瘤，小腹疼痛。

石门 CV5

定位： 在下腹部，脐中下2寸，前正中线上。
功效： 涩精止遗，理气止痛，通利水道。主治闭经，腹泻，小腹绞痛，水肿，小便不利。

关元 CV4

定位： 在下腹部，脐中下3寸，前正中线上。
功效： 培肾固本，导赤通淋。主治虚胖水肿，月经不调，痛经，遗精，阳痿，不孕不育，小儿发热，白带过多，肠胃疾病，脂肪肝。

神阙

快速取穴

神阙：在下腹部，肚脐中央即是。
关元：在下腹部，正中线上，肚脐中央向下4横指处即是。

前正中线

肚脐 关元

4横指

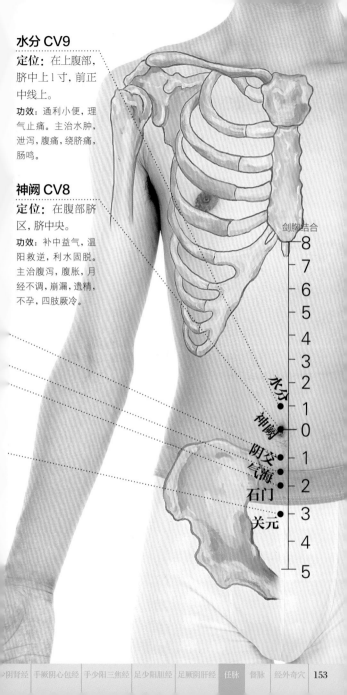

水分 CV9

定位： 在上腹部，脐中上1寸，前正中线上。

功效： 通利小便，理气止痛。主治水肿，泄泻，腹痛，绕脐痛，肠鸣。

神阙 CV8

定位： 在腹部脐区，脐中央。

功效： 补中益气，温阳救逆，利水固脱。主治腹泻，腹胀，月经不调，崩漏，遗精，不孕，四肢厥冷。

剑胸结合

8
7
6
5
4
3
2
1
0
1
2
3
4
5

水分
神阙
阴交
气海
石门
关元

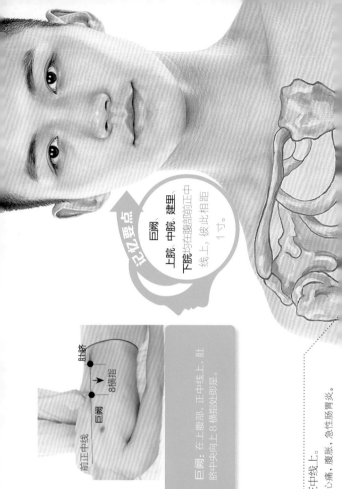

快速取穴

建里：在上腹部，正中线上，肚脐中央向上4横指处即是。

巨阙：在上腹部，正中线上，肚脐中央向上8横指处即是。

巨阙 CV14

定位： 在上腹部，脐中上6寸，前正中线上。

功效： 安神宁心，宽胸止痛。主治胸痛，心痛，腹胀，急性肠胃炎。

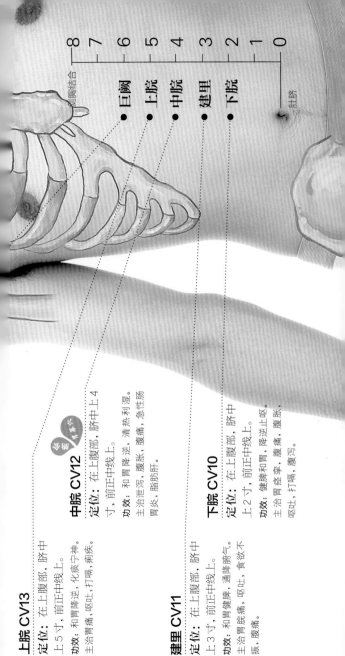

8
7
6
5
4
3
2
1
0

剑胸结合

● 巨阙
● 上脘
● 中脘
● 建里
● 下脘

肚脐

上脘 CV13

定位：在上腹部，脐中上5寸，前正中线上。

功效：和胃降逆，化痰宁神。

主治胃痛，呕吐，打嗝，痢疾。

中脘 CV12

养生 贴心养穴

定位：在上腹部，脐中上4寸，前正中线上。

功效：和胃降逆，清热利湿。

主治泄泻，腹胀，腹痛，急性肠胃炎，脂肪肝。

建里 CV11

定位：在上腹部，脐中上3寸，前正中线上。

功效：和胃健脾，通降腑气。

主治胃脘痛，呕吐，食欲不振，腹痛。

下脘 CV10

定位：在上腹部，脐中上2寸，前正中线上。

功效：健脾和胃，降逆止呕。

主治胃痉挛，腹痛，腹胀，呕吐，打嗝，腹泻。

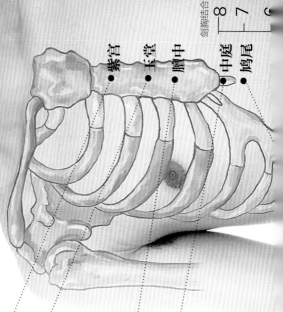

剑胸结合

8
7
6

●紫宫
●玉堂
●膻中
●中庭
鸠尾

紫宫 CV19

定位： 在胸部，横平第 2
肋间隙，前正中线上。

功效： 宽胸理气，止咳平喘。

主治心烦，咳嗽，胸痛，
食饮不振。

玉堂 CV18

定位： 在胸部，横平第 3
肋间隙，前正中线上。

功效： 宽胸止痛，止咳平喘。

主治咳嗽，胸痛，呕吐，
胸闷喘息。

膻中 CV17

定位： 在胸部，横平第 4
肋间隙，前正中线上。

功效： 理气止痛，气短，止咳平喘。

主治胸闷，气短，咳喘，呕吐，
产妇乳少，小儿咳嗽。

中庭 CV16

定位： 在胸部，剑胸结
合中点处，前正中线上。

功效： 宽胸消胀，降逆止呕。

主治心痛，胸满，嗳嗝，呕吐，
小儿吐乳。

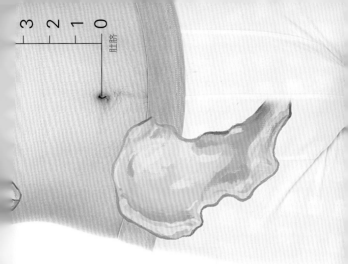

鸠尾 CV15

定位： 在上腹部，剑胸结合部下1寸，前正中线上。

功效： 安心宁神，宽胸定喘。

主治咽喉肿痛，偏头痛，哮喘，呕吐，胃痛。

记忆要点

鸠尾在腹部前正中线上，中庭、膻中、玉堂、紫宫均在胸部前正中线上。

快速取穴

膻中：仰卧位，两乳头连线中点，前正中线上即是。

紫宫：先找到膻中穴，沿前正中线向上推2个肋骨，按压有酸痛感处即是。

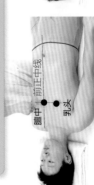

前正中线

紫宫 膻中

2个肋骨

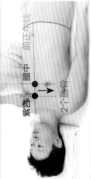

膻中 前正中线

乳头

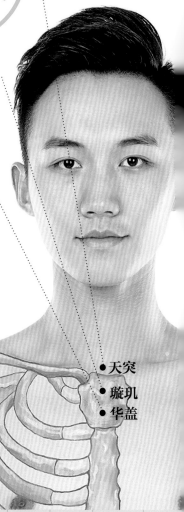

天突 CV22

定位： 在颈前区，胸骨上窝中央，前正中线上。

功效： 止咳平喘，清热利咽。主治哮喘，咳嗽，咯吐脓血，暴喑，咽喉肿痛，小儿感冒。

记忆要点

璇玑在胸部前正中线上，**天突**在胸骨上窝中央，**廉泉**在舌骨上缘，**承浆**在颏唇沟中。

璇玑 CV21

定位： 在胸部，胸骨上窝下1寸，前正中线上。

功效： 宽胸利肺，止咳平喘。主治咳嗽，气喘，胃痛，胸痛，咽喉肿痛。

华盖 CV20

定位： 在胸部，横平第1肋间隙，前正中线上。

功效： 宽胸利肺，止咳平喘。主治咳嗽，气喘，咽喉肿痛，胸胁支满，胸痛。

● 天突

● 璇玑

● 华盖

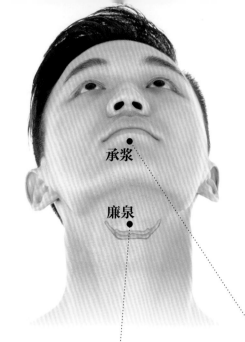

廉泉 CV23

定位： 在颈前区，喉结上方，舌骨上缘凹陷中，前正中线上。

功效： 利喉舒舌，消肿止痛。主治舌下肿痛，舌强不语，口舌生疮，口苦。

承浆 CV24

定位： 在面部，颏唇沟的正中凹陷处。

功效： 生津敛液，舒筋活络。主治口眼㖞斜，流涎。

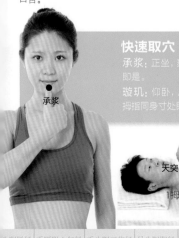

快速取穴

承浆：正坐，颏唇沟的正中按压有凹陷处即是。

璇玑：仰卧，从天突穴沿前正中线向下1拇指同身寸处即是。

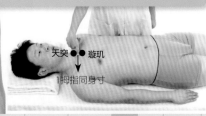

第十五章 督脉

督脉主干行于身后正中线。按十四经流注与足厥阴肝经衔接，交于任脉。联系的脏腑器官主要有胞中（包含丹田、下焦、肝、胆、肾、膀胱），心，脑，喉，目。督脉运行于人体后背，总管一身的阳气，对于头痛脑热以及阳虚导致的各种症状都有很好的调治作用，所以，督脉可说是调节阳经气血的总督。

经学歌诀 快速记

督脉行于背中央，
二十九穴始长强，
腰俞阳入命门，
悬枢脊中中枢长，
筋缩至阳归灵台，
神道身柱陶道开，
大椎哑门连风府，
脑户强间后顶排，
百会前顶通囟会，
上星神庭素髎对，
水沟兑端在唇上，
龈交上齿缝内取。

注：新国标加印堂穴，暂未收录进歌诀。

腰阳关 GV3

定位： 在脊柱区，第4腰椎棘突下凹陷中，后正中线上。

功效： 祛寒除湿，舒筋活络。主治腰骶痛，坐骨神经痛，遗精，阳痿。

腰俞 GV2

定位： 在骶区，正对骶管裂孔，后正中线上。

功效： 调经养血，散寒除湿。主治腹泻，便秘，痔疮，尾骶痛，月经不调。

经络知识 快速记

保养督脉，可用刮痧板沿督脉进行刮痧，可以缓解头痛、热病、颈背腰痛。督脉上的命门、腰阳关为重要的养生穴位，用艾条温和灸两穴，每次10~15分钟，对整个督脉有很好的保养作用，还可以提升人体阳气，增强抵抗力。保养督脉没有特定时间。

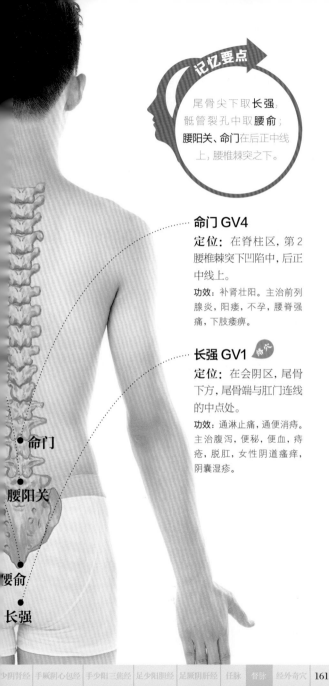

记忆要点

尾骨尖下取**长强**，骶管裂孔中取**腰俞**；**腰阳关**、**命门**在后正中线上，腰椎棘突之下。

命门 GV4

定位： 在脊柱区，第2腰椎棘突下凹陷中，后正中线上。

功效： 补肾壮阳。主治前列腺炎，阳痿，不孕，腰脊强痛，下肢痿痹。

长强 GV1 络穴

定位： 在会阴区，尾骨下方，尾骨端与肛门连线的中点处。

功效： 通淋止痛，通便消痔。主治腹泻，便秘，便血，痔疮，脱肛，女性阴道瘙痒，阴囊湿疹。

命门

腰阳关

要俞

长强

督脉主治证候

　　头脑、五官、脊髓及四肢的病症,如头痛、项强、脑转、耳鸣、眩晕、眼花、嗜睡、癫狂、腰脊强痛、俯仰不利、抽搐、麻木等。

记忆要点

脊中、中枢、筋缩、至阳均在后正中线上,胸椎棘突之下,分别与**脾俞、胆俞、肝俞、膈俞**相平。

至阳

筋缩

中枢

脊中

悬枢

后正中线

后正中线

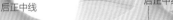

4椎体 ← 肩胛下角
脊中

3椎体 ← 肩胛下角
中枢

快速取穴

脊中:两侧肩胛下角连线与后正中线相交处向下推 4 个椎体,下缘凹陷处即是。

中枢:两侧肩胛下角连线与后正中线相交处向下推 3 个椎体,下缘凹陷处即是。

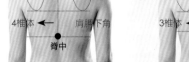

至阳 GV9

定位： 在脊柱区，第7胸椎棘突下凹陷中，后正中线上。

功效： 止咳平喘，清热祛黄。主治胃脘痛，黄疸，咳嗽，腰背疼痛，心悸。

筋缩 GV8

定位： 在脊柱区，第9胸椎棘突下凹陷中，后正中线上。

功效： 平肝熄风，宁神镇痉。主治抽搐，脊强，癫痫，胃痛，筋挛拘急。

中枢 GV7

定位： 在脊柱区，第10胸椎棘突下凹陷中，后正中线上。

功效： 清热祛黄，强腰止痛。主治呕吐，腹满，胃痛，食欲不振，腰背痛，黄疸，呕吐。

脊中 GV6

定位： 在脊柱区，第11胸椎棘突下凹陷中，后正中线上。

功效： 健脾利湿，宁神镇惊。主治腹泻，反胃，吐血，痢疾，痔疮，脱肛，小儿疳积。

悬枢 GV5

定位： 在脊柱区，第1腰椎棘突下凹陷中，后正中线上。

功效： 助阳健脾，通调肠气。主治腹痛，腹胀，泄泻，腰脊强痛。

神道、身柱、陶道、大椎均在后正中线上，胸与颈椎棘突之下，分别与心俞、肺俞、大杼、肩中俞相平。

大椎 GV14

定位： 在脊柱区，第7颈椎棘突下凹陷中，后正中线上。

功效：清热解表，止咳平喘，通经活络。主治感冒发热，手足怕冷，颈椎病，扁桃体炎，痤疮。

大椎

陶道

身柱

神道

灵台

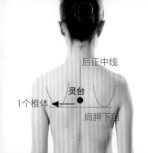

后正中线

灵台 ●

1个椎体 ←

肩胛下角

后正中线

身柱 ●

4个椎体 ←

肩胛下角

快速取穴

灵台：两侧肩胛下角连线与后正中线相交处向上推 1 个椎体，下缘凹陷处。

身柱：两侧肩胛下角连线与后正中线相交处向上推 4 个椎体，下缘凹陷处。

陶道 GV13

定位： 在脊柱区，第 1 胸椎棘突下凹陷中，后正中线上。

功效： 清热消肿，安神定志。主治头痛，目眩，闭经，恶寒发热，小儿麻痹后遗症。

身柱 GV12

定位： 在脊柱区，第 3 胸椎棘突下凹陷中，后正中线上。

功效： 宣肺清热，宁神镇咳，强身健体。主治咳嗽，气喘，腰脊强痛，神经衰弱，牛皮癣。

神道 GV11

定位： 在脊柱区，第 5 胸椎棘突下凹陷中，后正中线上。

功效： 宁神安心，清热平喘。主治失眠，肩背痛，小儿惊风，咳嗽，健忘。

灵台 GV10

定位： 在脊柱区，第 6 胸椎棘突下凹陷中，后正中线上。

功效： 清热化湿，止咳平喘。主治咳嗽，气喘，颈项僵硬，背痛。

哑门、风府、
脑户、强间、后顶、
均在头正中线上。

3

2

1

0

前发际

快速取穴

风府：沿脊柱向上，入后发际
上1横指处即是。

脑户：先找到风府穴，直上约
2横指，按到一突起骨性标志
上缘凹陷处即是。

风府

后发际 ----→ 1横指

后正中线

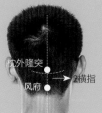

枕外隆突

风府 ----→ 2横指

后正中线

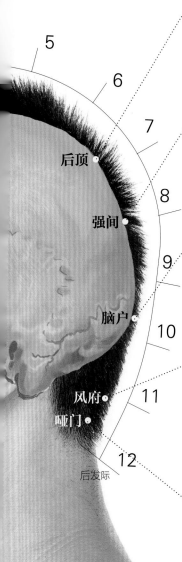

后顶 GV19

定位： 在头部，后发际正中直上 5.5 寸。

功效： 醒神安神，平肝熄风。主治颈项僵硬，头痛，眩晕，心烦，癫痫。

强间 GV18

定位： 在头部，后发际正中直上 4 寸。

功效： 平肝熄风，柔筋止痛。主治头痛，颈项强不得回顾，目眩，癫痫。

脑户 GV17

定位： 在头部，枕外隆凸的上缘凹陷中。

功效： 醒神开窍，柔筋开嗓。主治癫狂，痫症，眩晕，头重，头痛，颈项僵硬。

风府 GV16

定位： 在颈后区，枕外隆凸直下，两侧斜方肌之间凹陷中。

功效： 清热消肿，通关开窍。主治感冒，颈项强痛，眩晕，咽喉肿痛，脑卒中。

哑门 GV15

定位： 在颈后区，第 2 颈椎棘突上际凹陷中，后正中线上。

功效： 通舌开窍，安神定志。主治舌缓不语，重舌，失语，精神分裂症。

囟会 GV22

定位： 在头部，前发际正中直上2寸。

功效： 平肝熄风，清热通络。主治头痛，目眩，心悸，面肿，鼻塞。

百会 GV20

定位： 在头部，前发际正中直上5寸。

功效： 平肝熄风，补脑安神。主治脑卒中，惊悸，头痛，头晕，失眠，健忘，耳鸣，眩晕，脱肛，痔疮，低血压。

上星 GV23

定位： 在头部，前发际正中直上1寸。

功效： 熄风清热，宁神通鼻。主治头痛，眩晕，目赤肿痛，鼻出血，鼻痛，眼疲劳。

前顶 GV21

定位： 在头部，前发际正中直上3.5寸。

功效： 平肝熄风，开窍醒脑。主治癫痫，小儿惊风，头痛，头晕。

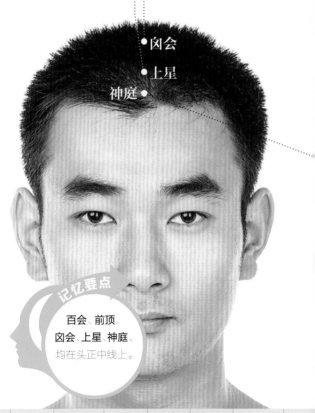

囟会
上星
神庭

记忆要点

百会、前顶、囟会、上星、神庭、均在头正中线上。

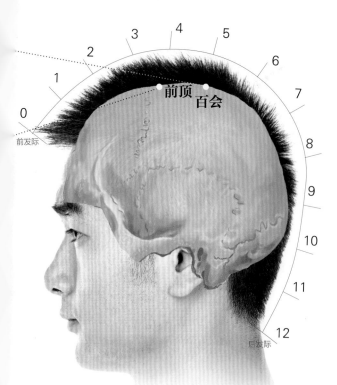

0
前发际
1
2
3
4
5
6
7
8
9
10
11
12
后发际

前顶　百会

神庭 GV24

定位： 在头部，前发际正中直上 0.5 寸。

功效： 宁神醒脑，降逆平喘。主治失眠，头晕，目眩，鼻塞，流泪，目赤肿痛。

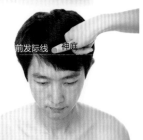

前发际线　神庭

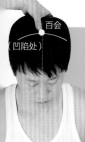

百会　（凹陷处）

快速取穴

百会： 正坐，两耳尖与头正中线相交处，按压有凹陷即是。

神庭： 正坐，从前发际正中直上半横指，大拇指指甲中点处即是。

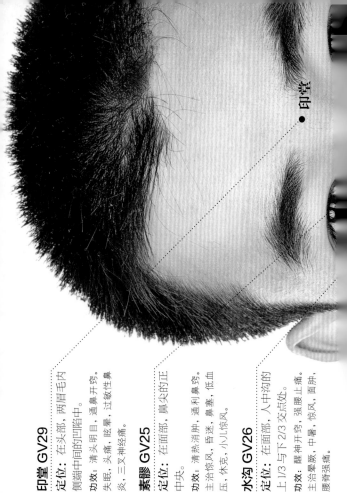

印堂 GV29

定位： 在头部，两眉毛内侧端中间的凹陷中。

功效： 清头明目，通鼻开窍。主治失眠，头痛，眩晕，过敏性鼻炎，三叉神经痛。

素髎 GV25

定位： 在面部，鼻尖的正中央。

功效： 清热消肿，通利鼻窍。主治惊风，昏迷，鼻塞，低血压，休克，小儿惊风。

水沟 GV26

定位： 在面部，人中沟的上 1/3 与下 2/3 交点处。

功效： 醒神开窍，强腰止痛。主治晕厥，中暑，惊风，面肿，腰脊强痛。

龈交 GV28

定位： 在上唇内，上唇系带与上牙龈的交点。

功效： 宁神镇痉，清热消肿。主治口臭，鼻息肉，鼻塞，癫狂，心烦。

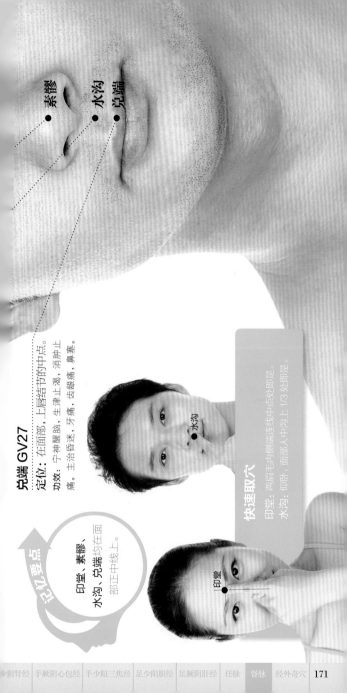

素髎　水沟　兑端

兑端 GV27

定位： 在面部，上唇结节的中点。

功效： 宁神醒脑、生津止渴、消肿止痛。主治昏迷、牙痛、齿龈痛、鼻塞。

记忆要点

印堂、素髎、水沟、兑端均在面部正中线上。

快速取穴

印堂： 两眉毛内侧端连线中点处即是。

水沟： 俯卧，面部人中沟上 1/3 处即是。

水沟

印堂

第十六章 经外奇穴

经外奇穴大多不在经络上，但它们有特殊的功效，都是在实际治疗中取得很好疗效的穴位，是前人的实践总结，是经验效方。

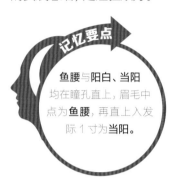

记忆要点

鱼腰与阳白、当阳

均在瞳孔直上，眉毛中点为**鱼腰**，再直上入发际 1 寸为**当阳**。

太阳 EX-HN5

定位：在头部，眉梢与目外眦之间，向后约 1 横指的凹陷中。

功效：清肝明目，通络止痛。主治感冒，失眠，健忘，癫痫，头痛，眩晕，鼻出血，目赤肿痛，三叉神经痛，面瘫，小儿感冒。

四神聪 EX-HN1

定位：在头部，百会前后左右各旁开 1 寸，共 4 穴。

功效：镇静安神，明目开窍，醒脑开窍。主治失眠，健忘，癫痫，头痛，眩晕。

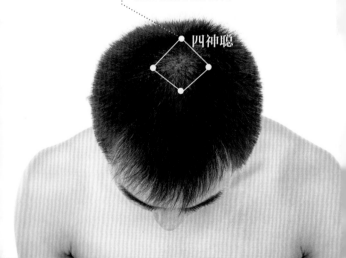

四神聪

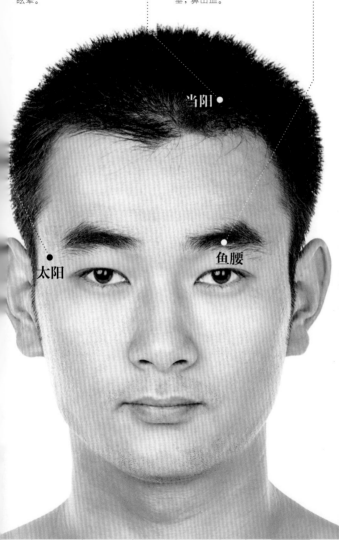

当阳 EX-HN2

定位： 在头部，瞳孔直上，前发际线上1寸。

功效： 疏风止痛，清热明目。主治失眠，健忘，癫痫，头痛，眩晕。

鱼腰 EX-HN4

定位： 在头部，瞳孔直上，眉毛中。

功效： 清热消肿，疏经提肌。主治口眼歪斜，目赤肿痛，眼睑下垂，鼻出血。

当阳

鱼腰

太阳

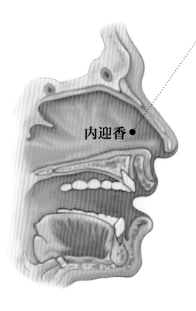

内迎香 EX-HN9

定位： 在鼻孔内，鼻翼软骨与鼻甲交界的黏膜处。

功效： 清热通窍。主治头痛，目赤肿痛，鼻炎，咽喉炎，中暑。

上迎香 EX-HN8

定位： 在面部，鼻翼软骨与鼻甲的交界处，近鼻翼沟上端处。

功效： 清热祛风，通络止痛。主治过敏性鼻炎，鼻窦炎，鼻出血，嗅觉减退。

球后 EX-HN7

定位： 在面部，眶下缘外 1/4 与内 3/4 交界处。

功效： 清热明目。主治视神经炎，青光眼，内斜视。

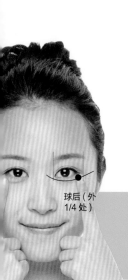

球后（外 1/4 处）

内迎香（穴在鼻孔内黏膜上）

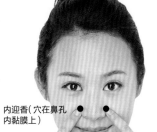

快速取穴

球后： 把眼眶下缘分成四等份，外 1/4 处即是。

内迎香： 正坐，在鼻孔内，与上迎香相对处的黏膜上即是。

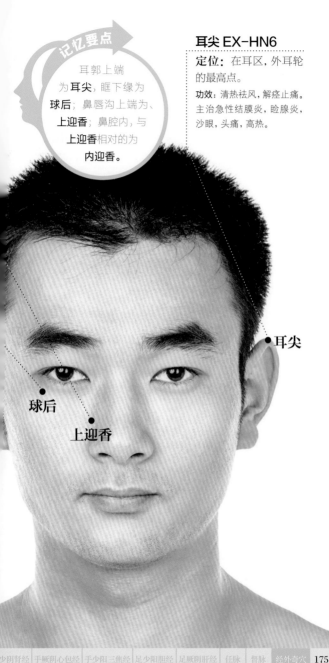

耳郭上端
为**耳尖**，眶下缘为
球后；鼻唇沟上端为、
上迎香；鼻腔内，与
上迎香相对的为
内迎香。

耳尖 EX-HN6

定位： 在耳区，外耳轮
的最高点。

功效： 清热祛风，解痉止痛。
主治急性结膜炎，睑腺炎，
沙眼，头痛，高热。

●**耳尖**

球后

●**上迎香**

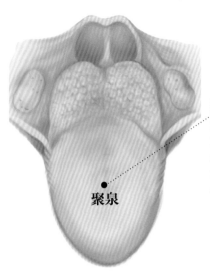

聚泉 EX-HN10

定位： 在口腔内，舌背正中缝的中点处。

功效： 止咳定喘，祛邪开窍。主治咳嗽，哮喘，糖尿病，头痛。

聚泉

海泉 EX-HN11

定位： 在口腔内，舌下系带中点处。

功效： 清散风热，生津止渴。主治口舌生疮，呕吐，腹泻，咽喉炎，糖尿病。

金津 EX-HN12

定位： 在口腔内，舌下系带左侧的静脉上。

功效： 软舌消肿，清散风热。主治口腔炎，咽喉炎，腹泻。

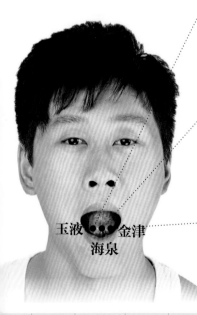

玉液　　金津
海泉

玉液 EX-HN13

定位： 在口腔内，舌下系带右侧的静脉上。

功效： 清散风热，祛邪开窍。主治口腔炎，咽喉炎，扁桃体炎。

手太阴肺经 | 手阳明大肠经 | 足阳明胃经 | 足太阴脾经 | 手少阴心经 | 手太阳小肠经 | 足太阳膀胱

翳明 EX-HN14

定位： 在项部，翳风后1寸。

功效： 熄风止痛，祛邪开窍。主治远视，近视，白内障，青光眼，耳鸣，头痛，眩晕，失眠，精神病。

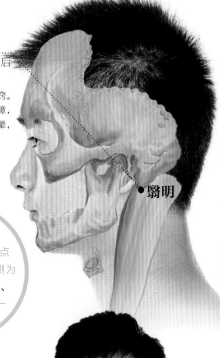

● 翳明

记忆要点

舌背中缝中点为**聚泉**，舌系带中点为**海泉**，舌系带两侧为**金津、玉液**；**翳风、翳明**和**风池**均在一直线上。

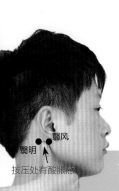

翳风

翳明

按压处有酸胀感

聚泉

快速取穴

聚泉： 正坐，张口伸舌，在舌正中缝的中点处即是。

翳明： 将耳垂向后按，正对耳垂边缘凹陷处，向后1横指处即是。

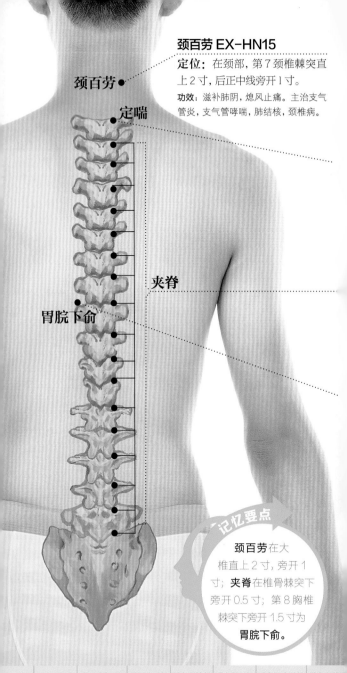

颈百劳 EX-HN15

定位： 在颈部，第7颈椎棘突直上2寸，后正中线旁开1寸。

功效： 滋补肺阴，熄风止痛。主治支气管炎，支气管哮喘，肺结核，颈椎病。

颈百劳

定喘

夹脊

胃脘下俞

记忆要点

颈百劳在大椎直上2寸，旁开1寸；夹脊在椎骨棘突下旁开0.5寸；第8胸椎棘突下旁开1.5寸为胃脘下俞。

手太阴肺经 | 手阳明大肠经 | 足阳明胃经 | 足太阴脾经 | 手少阴心经 | 手太阳小肠经 | 足太阳膀胱

子宫 EX-CA1

定位： 在下腹部，脐中下4寸，前正中线旁开3寸。

功效： 调经理气，升提下陷。主治月经不调，子宫脱垂，盆腔炎，阑尾炎。

子宫

定喘 EX-B1

定位： 在脊柱区，横平第7颈椎棘突下，后正中线旁开0.5寸。

功效： 舒筋活络，消喘止咳。主治支气管炎，支气管哮喘，百日咳，落枕。

夹脊 EX-B2

定位： 在脊柱区，第1胸椎至第5腰椎棘突下两侧，后正中线旁开0.5寸，一侧17穴。

功效： 调和五脏，通降腑气。主治心、肺、上肢疾病，腰、腹、下肢疾病。

胃脘下俞 EX-B3

定位： 在脊柱区，横平第8胸椎棘突下，后正中线旁开1.5寸。

功效： 益胃生津，熄风止痛，舒筋健脾。主治胃炎，胰腺炎，支气管炎，肋间神经痛。

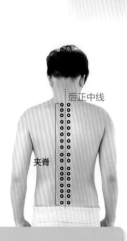

后正中线

夹脊

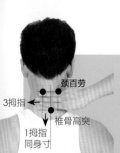

颈百劳

3拇指

椎骨高突

1拇指同身寸

快速取穴

颈百劳： 颈背交界椎骨高突处椎体，直上3横指，再旁开1拇指同身寸处。

夹脊： 颈背交界椎骨高突处椎体，向下推共有17个椎体，旁开半横指处即是。

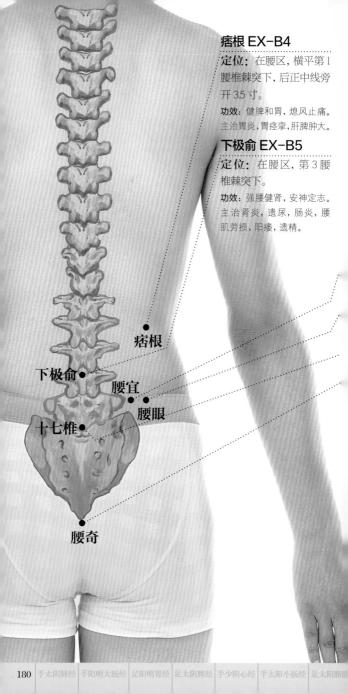

痞根 EX-B4

定位： 在腰区，横平第1
腰椎棘突下，后正中线旁
开3.5寸。

功效： 健脾和胃，熄风止痛。
主治胃炎，胃痉挛，肝脾肿大。

下极俞 EX-B5

定位： 在腰区，第3腰
椎棘突下。

功效： 强腰健肾，安神定志。
主治肾炎，遗尿，肠炎，腰
肌劳损，阳痿，遗精。

痞根

下极俞

腰宜

腰眼

十七椎

腰奇

手太阴肺经　手阳明大肠经　足阳明胃经　足太阴脾经　手少阴心经　手太阳小肠经　足太阳膀胱经

腰宜 EX-B6

定位： 在腰区，横平第4腰椎棘突下，后正中线旁开3寸。

功效： 强腰健肾，安神定志。主治睾丸炎，遗尿，肾炎，腰肌劳损，腰椎间盘突出。

腰眼 EX-B7

定位： 在腰区，横平第4腰椎棘突下，后正中线旁开约3.5寸凹陷中。

功效： 强腰健肾，通经止带。主治腰痛，睾丸炎，遗尿，肾炎，腰肌劳损，月经不调。

腰奇 EX-B9

定位： 在骶区，尾骨端直上2寸，骶角之间凹陷中。

功效： 止痛通便，安神定志。主治失眠，头痛，便秘，痔疮。

记忆要点

第1腰椎棘突下旁开3.5寸为**痞根**；第3腰椎棘突下为**下极俞**；第4腰椎棘突下旁开3寸为**腰宜**。

十七椎 EX-B8

定位： 在腰区，第5腰椎棘突下凹陷中。

功效： 益肾利尿，温经通络。主治月经不调，坐骨神经痛，腰骶部疼痛。

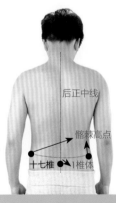

后正中线

髂棘高点

十七椎 ● 1椎体

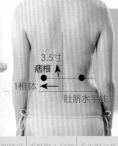

3.5寸
痞根

1椎体 ←

肚脐水平线

快速取穴

痞根： 肚脐水平线与后正中线交点向上推1个椎体，在其棘突下，旁开3.5寸处即是。

十七椎： 两侧髂嵴高点水平线与脊柱交点向下推1个椎体，棘突下即是。

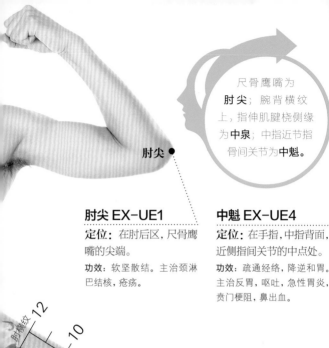

尺骨鹰嘴为**肘尖**;腕背横纹上,指伸肌腱桡侧缘为**中泉**;中指近节指骨间关节为**中魁**。

肘尖●

肘尖 EX-UE1

定位: 在肘后区,尺骨鹰嘴的尖端。

功效: 软坚散结。主治颈淋巴结核,疮疡。

中魁 EX-UE4

定位: 在手指,中指背面,近侧指间关节的中点处。

功效: 疏通经络,降逆和胃。主治反胃,呕吐,急性胃炎,贲门梗阻,鼻出血。

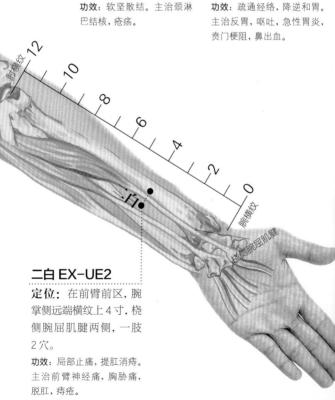

肘横纹 12 10 8 6 4 2 0 腕横纹 桡侧腕屈肌腱 二白

二白 EX-UE2

定位: 在前臂前区,腕掌侧远端横纹上4寸,桡侧腕屈肌腱两侧,一肢2穴。

功效: 局部止痛,提肛消痔。主治前臂神经痛,胸胁痛,脱肛,痔疮。

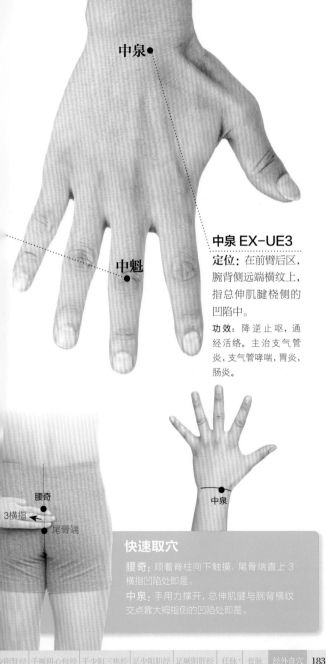

中泉●

中魁●

中泉

中泉 EX-UE3

定位: 在前臂后区,
腕背侧远端横纹上,
指总伸肌腱桡侧的
凹陷中。

功效: 降逆止呕,通
经活络。主治支气管
炎,支气管哮喘,胃炎,
肠炎。

腰奇

3横指←

尾骨端

中泉

快速取穴

腰奇: 顺着脊柱向下触摸,尾骨端直上 3
横指凹陷处即是。

中泉: 手用力撑开,总伸肌腱与腕背横纹
交点靠大拇指侧的凹陷处即是。

拇指指骨间关节
为**大骨空**；小指近节
指骨间关节为**小骨空**；
五指之间的指蹼缘后
方为**八邪**。

大骨空 EX-UE5

定位： 在手指，拇指背面，指
间关节的中点处。

功效： 退翳明目。主治目痛，结膜
炎，白内障，急性胃肠炎。

八

大骨空

八邪

腰痛

腰痛点 EX-UE7

定位： 在手背，第2、3
掌骨及第4、5掌骨间，
腕背侧远端横纹与掌指
关节中点处，一手2穴。

功效： 舒筋通络，化瘀止痛。
主治急性腰扭伤，头痛，目
眩，耳鸣，气喘。

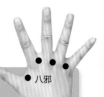

大骨空

八邪

快速取穴

大骨空： 抬臂俯掌，拇指指关节背侧横纹中点处即是。

八邪： 手背，第1~5指间，两手指根部之间，皮肤颜色深浅交界处即是。

八邪

小骨空

八邪

八邪

腰痛点

小骨空 EX-UE6

定位： 在手指，小指背面，近侧指间关节的中点处。

功效： 明目止痛。主治眼肿痛，咽喉肿痛，掌指关节痛。

八邪 EX-UE9

定位： 在手背，第1-5指间，指蹼缘后方赤白肉际处，左右共8穴。

功效： 祛风通络，清热解毒。主治手指关节疾病，手指麻木，手肿，头痛。

外劳宫 EX-UE8

定位： 在手背，第2、3掌骨间，掌指关节后0.5寸（指寸）凹陷中。

功效： 通经活络，祛风止痛。主治颈椎病，偏头痛，咽喉炎，手背痛。

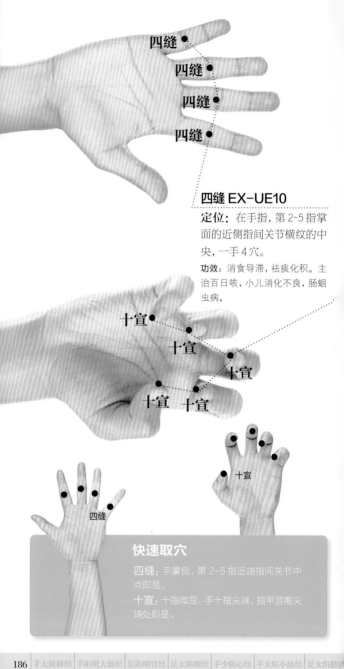

四缝 四缝 四缝 四缝

四缝 EX-UE10

定位： 在手指，第 2-5 指掌面的近侧指间关节横纹的中央，一手 4 穴。

功效： 消食导滞，祛痰化积。主治百日咳，小儿消化不良，肠蛔虫病。

十宣 十宣 十宣 十宣 十宣

十宣

四缝

快速取穴

四缝：手掌侧，第 2~5 指近端指间关节中点即是。

十宣：十指微屈，手十指尖端，指甲游离尖端处即是。

除拇指外余四指掌面的近节指骨间关节中点为**四缝**,十指尖端为**十宣**;梁丘旁开1.5寸为**髋骨**。

十宣 EX-UE11

定位: 在手指,十指尖端,距指甲游离缘0.1寸(指寸),左右共10穴。

功效: 清热开窍。主治昏迷,休克,急性胃肠炎,高血压。

髋骨 EX-LE1

定位: 在股前区,梁丘两旁各1.5寸,一肢2穴。

功效: 舒筋通络,通利关节。主治腿痛,膝关节炎。

鹤顶 EX-LE2

定位: 在膝前区,髌底中点的上方凹陷中。

功效: 通利关节。主治膝关节炎,下肢无力,脑血管病后遗症。

百虫窝 EX-LE3

定位: 在股前区,髌底内侧端上3寸。

功效: 祛风活血,祛风止痒。主治荨麻疹,风疹,皮肤瘙痒症,湿疹,蛔虫病。

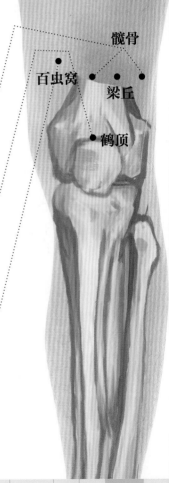

髋骨

百虫窝

梁丘

鹤顶

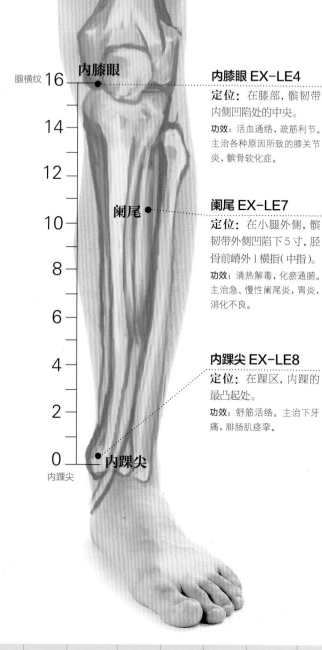

内膝眼

腘横纹 16

内膝眼 EX-LE4

定位： 在膝部，髌韧带内侧凹陷处的中央。

功效： 活血通络，疏筋利节。主治各种原因所致的膝关节炎，髌骨软化症。

14

12

阑尾 10

阑尾 EX-LE7

定位： 在小腿外侧，髌韧带外侧凹陷下5寸，胫骨前嵴外1横指(中指)。

功效： 清热解毒，化瘀通腑。主治急、慢性阑尾炎，胃炎，消化不良。

8

6

4

内踝尖 EX-LE8

定位： 在踝区，内踝的最凸起处。

功效： 舒筋活络。主治下牙痛，腓肠肌痉挛。

2

0

内踝尖

内踝尖

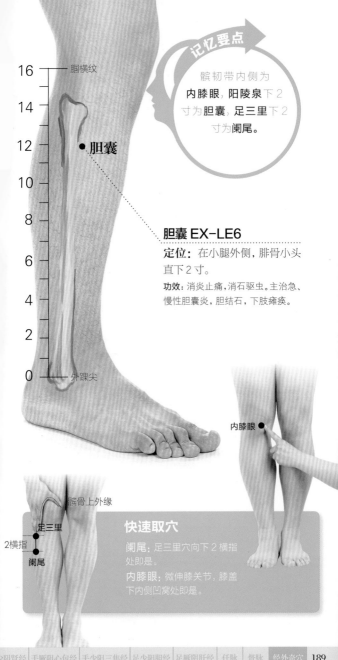

16 — 胻横纹

14

12 ● 胆囊

10

8

6

4

2

0 — 外踝尖

记忆要点

髌韧带内侧为**内膝眼**，阳陵泉下 2 寸为**胆囊**，足三里下 2 寸为**阑尾**。

胆囊 EX-LE6

定位： 在小腿外侧，腓骨小头直下 2 寸。

功效：消炎止痛，消石驱虫。主治急、慢性胆囊炎，胆结石，下肢瘫痪。

内膝眼 ●

髌骨上外缘

足三里
2横指
阑尾

快速取穴

阑尾： 足三里穴向下 2 横指处即是。

内膝眼： 微伸膝关节，膝盖下内侧凹窝处即是。

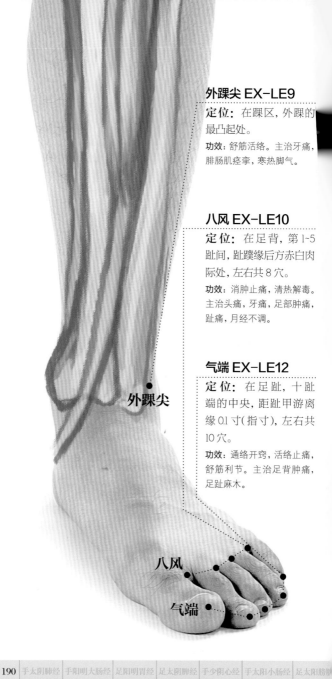

外踝尖 EX-LE9

定位: 在踝区，外踝的最凸起处。

功效: 舒筋活络。主治牙痛，腓肠肌痉挛，寒热脚气。

八风 EX-LE10

定位: 在足背，第1-5趾间，趾蹼缘后方赤白肉际处，左右共8穴。

功效: 消肿止痛，清热解毒。主治头痛，牙痛，足部肿痛，趾痛，月经不调。

气端 EX-LE12

定位: 在足趾，十趾端的中央，距趾甲游离缘0.1寸(指寸)，左右共10穴。

功效: 通络开窍，活络止痛，舒筋利节。主治足背肿痛，足趾麻木。

外踝尖

八风

气端

独阴 EX-LE11

定位： 在足底，第2趾的跖侧远端趾间关节的中点。

功效： 调理冲任，调经止带。主治疝气，心绞痛，呕吐，月经不调。

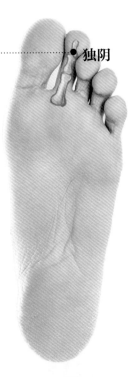

独阴

记忆要点

5趾之间，趾蹼缘后方为**八风**；足第2趾的跖侧面远节趾骨间关节中点为**独阴**；十趾尖端为**气端**。

快速取穴

八风：足5趾各趾间缝纹头尽处即是，一侧4穴。
气端：正坐，垂足，足十趾尖端趾甲游离尖端即是。

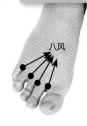

八风

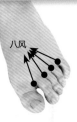

八风

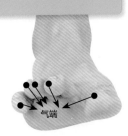

气端

图书在版编目（CIP）数据

经络穴位快速记忆 / 查炜主编 . — 南京：江苏凤凰
科学技术出版社 , 2018.8（2022.04 重印）
（汉竹 • 健康爱家系列）
ISBN 978-7-5537-9326-9

Ⅰ . ①经… Ⅱ . ①查… Ⅲ . ①经络－基本知识②穴
位－基本知识 Ⅳ . ① R224.4

中国版本图书馆 CIP 数据核字 (2018) 第 123889 号

中国健康生活图书实力品牌

经络穴位快速记忆

主　　编	查　炜
编　　著	汉　竹
责任编辑	刘玉锋　赵　研
特邀编辑	张　瑜　杨晓晔　仇　双
责任校对	杜秋宁
责任监制	刘文洋

出版发行	江苏凤凰科学技术出版社
出版社地址	南京市湖南路 1 号 A 楼，邮编：210009
出版社网址	http://www.pspress.cn
印　　刷	北京瑞禾彩色印刷有限公司

开　　本	889 mm×1 194 mm　1/48
印　　张	4
插　　页	4
字　　数	100 000
版　　次	2018 年 8 月第 1 版
印　　次	2022 年 4 月第 8 次印刷

标准书号	ISBN 978-7-5537-9326-9
定　　价	32.00 元

图书如有印装质量问题，可向我社印务部调换。